天天瘦身

不会失败的减肥方法论

刘 毅／著

中国铁道出版社有限公司
CHINA RAILWAY PUBLISHING HOUSE CO., LTD.

图书在版编目（CIP）数据

天天瘦身：不会失败的减肥方法论 / 刘毅著 . —北京：中国
铁道出版社，2019.5
ISBN 978-7-113-25608-1

Ⅰ . ①天… Ⅱ . ①刘… Ⅲ . ①减肥—基本知识 Ⅳ . ① R161

中国版本图书馆 CIP 数据核字（2019）第 040796 号

书　　名：天天瘦身：不会失败的减肥方法论
作　　者：刘　毅

策　　划：巨　凤　　　　　　　读者热线电话：010-63560056
责任编辑：苏　茜
编辑助理：邹一丹
责任印制：赵星辰　　　　　　　封面设计：MXK DESIGN STUDIO

出版发行：中国铁道出版社有限公司（100054，北京市西城区右安门西街 8 号）
印　　刷：中煤（北京）印务有限公司
版　　次：2019 年 5 月第 1 版　　2019 年 5 月第 1 次印刷
开　　本：700 mm×1 000 mm　1/16　印张：15.5　字数：254 千
书　　号：ISBN 978-7-113-25608-1
定　　价：59.00 元

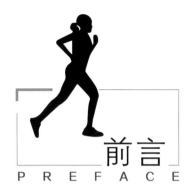

常听到成功的人说，我的成功没有捷径，靠的是努力、勤奋与坚持不懈。听起来好励志，可真的是这样吗？

事实上一切事情都是有方法的。用正确的方法能事半功倍，而如果选错了赛道，跑得越快却会离目标越远。

简单粗暴地节食减肥，随着身体肌肉含量与基础代谢率降低，就会进入"溜溜球效应"，即减肥反弹。民以食为天，节食必然是无法长期持续的行为，一旦停止就会立刻反弹，吃得越少以后胖得越快，从而越减越肥。

要想减肥成功，必须管住嘴、迈开腿。作为资深吃货，我认为生活的最大乐趣之一就在于享受美食。有没有一种两全其美的方法，既能瘦身又不影响吃喝，轻轻松松就减掉肥肉呢？

答案是肯定的。

减肥塑形别烦恼，天天瘦身有法宝。今天要告诉大家的是，其实瘦身可以很简单，只要合理运动，按照书中的方法每天做一点，你的身材会越来越棒。

其实道理和做任何事情一样，只要方法正确就会事半功倍。

方法先行是我的行事原则。在瘦身前我阅读了上千篇论文和大量文献、资料，分析研究了数百个成功和失败案例，实践了各种方法，去芜存菁，最后总结出了一套普适的方法论：习惯瘦身法。本书中所有的方法都是我亲测有效并且做到的，能帮你绕开减肥过程中绝大多数的坑和陷阱，直达成功瘦身的最终目标。

学习就是为自己赋能，在身上装备武器弹药。阅读本书你将学会使用瘦身闭环、单点突破、激励内在动机、增加外部触发、设计多变奖励、百日瘦身打卡、超慢速跑步、轻健身等武器，来对脂肪君进行降维打击。这些方法让我在 100 天内减脂 30 斤，完成蜕变，并从此再没发胖。

手把手教你如何不花一分钱，不用任何器械，在家练出腹肌马甲线。

本书还精心准备了 101 组高效燃脂徒手训练动作，每天仅用 3 分钟碎片时间就能快速完成，并在运动后 24 小时内持续产生效用。小运动也能带来大改变。

阅读本书，你将收获一整套的瘦身知识体系，从认知、心理、运动、饮食到睡眠，组成一个完整的瘦身闭环。而瘦身闭环则是减肥成功的终极大杀器。建议大家在首次阅读时按照文章顺序阅读，并把方法转化为行动，从而让自己的生活产生立竿见影的改变。

要达成目标，就要精准地看清现实和实际，学习新知识。有一种学习策略是"不用不学，急用先学"，习惯瘦身法就是急用先学、早知道早受益的重要知识。

感谢 Sophie 老师的指导与帮助，感谢出版社朋友们的辛苦付出，感谢我的妻子王晶对我的支持与信任，感谢我的家人和所有帮助过我的朋友们。

每一个人都不是天生强大的，但可以主动管理自己的身体，对自己、对家人负责。每一个人也都有塑造身形、逆风翻盘的权利。希望本书能够帮助到更多的人改变自我，成为更好的自己，愿天下没有难减的肥。

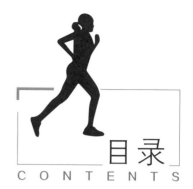

目录
CONTENTS

运动篇

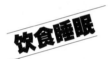

饮食睡眠

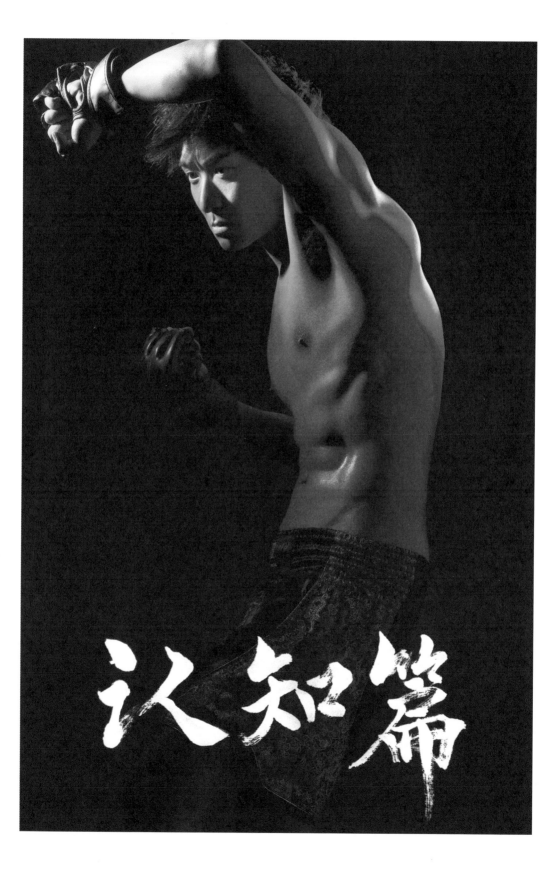

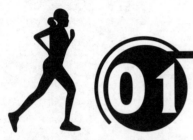

01

习惯养成的屠龙刀，天天瘦身的倚天剑

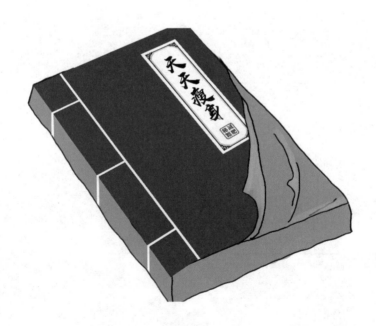

每到新的一年，大家总是鸡血满满，制订各种目标和计划，比如希望能够当上 CEO，迎娶白富美，走上人生巅峰等。小明也立志开始减肥。

可是减肥路上"妖怪"多，总会面临各种诱惑，想吃一口却吃了一宿，想去夜跑却遇上烧烤。没读过《天天瘦身》的小明渐渐开始自我崩坏。

在又一次意志力和欲望之间的博弈失败后，女友对他说："做人呢最重要的是开心，你肚子饿不饿，我煮碗面给你吃？"

小明突然就"顿悟"了：跑步伤膝盖，空气有雾霾。人生苦短，我想要吃着火锅唱着歌。

鸡血满满的 FLAG 最终变成了啪啪打脸，计划变成假话，败给了变化，成了笑话。

斯克兰顿大学心理学教授约翰·诺克罗斯及其同事研究发现，在制订了新年计划的人中，有 28% 的人仅仅坚持了一周便宣告放弃，不到一半的人（44.8%）能坚持半年，19.2% 的人能坚持一个月，只有 8% 的人坚持到了最后。

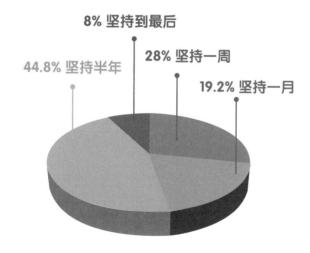

到底有什么方法可以让计划不再打脸，习惯得以养成呢？

我在不断进化成长的道路上，留下了有用的方法，逐渐养成了多个好习惯：阅读、学习、反思、戒烟、冥想、健康饮食、健身、跑步……内心和外表都因此变得愈发强大。

成功有成功的方法，失败有失败的问题。每一次的习惯养成中，我都使用了同一个神器——100 天打卡。

100 天打卡对我来说就是习惯养成的屠龙刀，在减肥的时候我再一次把它举起，这一刀下去就是 30 斤的肥肉。

我喜欢阅读，享受思维碰撞和知识获取的快感，阅读成为我生活中不可或缺的行为习惯。

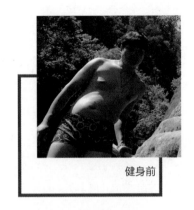

健身前

阅读这个习惯其实也是我通过刻意练习培养而成的。在反劣根性的养成习惯过程中，我也同样使用了 100 天打卡这个神器。

读的书越多，你知道得就越多；学习到的知识越多，你能去往的地方就越多。

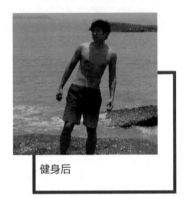

健身后

我自己就是知识的受益者，正是因为获取了海量的知识，我才能够让自己内心变得强大，才能让自己身体也变得强大，才能完成一个个的挑战，实现一个又一个的目标。

为什么 100 天瘦身打卡能够帮助习惯养成且威力惊人？因为它有以下好处。

创造及时有效的正反馈

人类的大脑会对所有事情进行自动化评估，如果一件事看不到明显好处，大脑是不会引导身体去执行的。

每个人都知道跑步对身体有益，不论对增强心肺功能、减少脂肪，还是对增强体质，都有很大好处。但为什么大多数人还是不想去做呢？

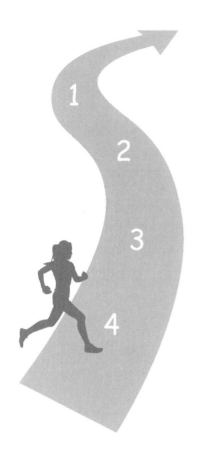

因为大脑除了追求快乐之外更想要逃避痛苦，在你喜欢上跑步之前，大脑会对跑步所带来的痛苦产生排斥和抗拒。

虽然在跑步过程中会消耗掉脂肪，但跑步一次减少几十克的脂肪在肉眼中根本无法察觉。不管你怎么想，大脑都会在每次运动完或在几天内进行自动化评估，一旦产生"跑了也没什么用"的错觉，就会立刻想要放弃。

每天填写"100 天瘦身计划表"就是将一个减肥的大目标分解到每一天的小目标上，也是为了在无法立刻得到"好处"的情况下让自己仍然能够持续行动。每天完成"减脂公式"的任务要求，能让大脑明显感觉到：我今天做的这些运动，拒绝垃圾食品诱惑的这些行为都是值得的，都是对自己身体有益的，都是能看到成效的，让我在减肥路上又前进了一步。

这种小小的成就感能让大脑在第二天还能产生继续这样做的想法，累积成果，持续下去，就会减肥成功。

提供外部监督和激励

当我们面对一个困难目标时，不仅需要自己养成习惯，还可以借助外力来增加动力、实现目标。借助外力的方式有公开承诺和外部监督两种。

公开承诺就是把自己的目标公之于众，向朋友、家人公开自己想要达成的目标并表明自己为之所需付出的努力。实验表明，做出公开承诺后，完成计划的动力会比只把想法放在自己心里更大。

每个人心中都有言必信、行必果的渴望，公开承诺后会产生兑现承诺的心理，以及如果不完成就会被现实打脸的压力，为了不失信于人，维护自身形象，不辜负他人的期待，便会有更多动力去完成任务和计划。

需要注意的是，选择公开对象也很重要。如果你去做一件难度很高但却有益的事情时，和消极的人去说可能会遭遇不解和嘲笑。相反，对积极进取的人说就会得到支持和赞扬，找到这样的人，就能在实现目标的路上得到支持和行动的动力，看到榜样的力量，并最终在同伴的陪伴下实现目标。

心理学上认为他人对一个人的期待能够塑造一个人，他人的正向期待会改变你。别人认为你能够成功你就有更大的可能性成功，别人认为你能进步你就更可能进步，别人认为你能减肥成功变得更好你就真的能。每一个人都是如此。

"100天瘦身打卡"能够创造及时有效的正反馈，让行动得以持续，还能够提供外部监督和激励为自己带来动力。要想让这把屠龙刀发挥最大威力，还需要记住三个口诀：一次养成一个习惯，持续打卡不中断，大脑预演 B 计划。

一次养成一个习惯

一个人每天的时间和精力有限，习惯养成需要消耗一定的意志力资源，想要一次性培养几个习惯难度会大大增加，极有可能导致失败。一般来说，每次制订一个习惯的成功率是最高的，差不多能达到 100%；两个习惯的完成率在 50%；三个习惯的完成率在 30%；而超过三个的几乎注定会失败。

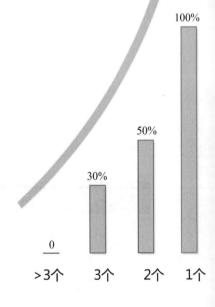

所以，这个事急不来。一步一个脚印，结硬寨、打呆仗才是习惯养成的正确打开方式。

全球最大社交网站 Facebook 的 CEO 扎克伯格从 2009 年开始，已经坚持了 10 年自己的年度个人挑战计划了——

2009：每天打领带；

2010：学习普通话；

2011：如果吃肉的话，只吃他亲手杀的动物；

2012：每天敲代码；

2013：每天见一个不在 Facebook 工作的人；

2014：每天至少给一个人写感恩卡片；

2015：每两周阅读一本新书；

2016：跑 365 英里；

2017：走遍美国 50 个州；

2018：对自己和公司进行改进。

扎克伯格的年度目标只有一个，但这也是他能有效达成目标的秘诀。

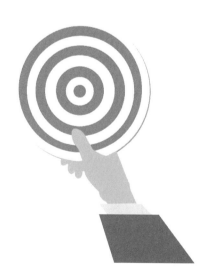

持续打卡不中断

孙悟空打过的妖怪中，哪个是最狡猾的？

白骨精！因为狡猾的妖怪要打三遍！

为什么我们都会讲"重要的事情说三遍"？

因为一件事情如果连续重复了三次，就会在你大脑中生成一个神经突触，然后形成记忆。

持续打卡就是为了让大脑形成习惯回路的肌肉记忆，任何中断和暂停都会导致习惯难以形成。

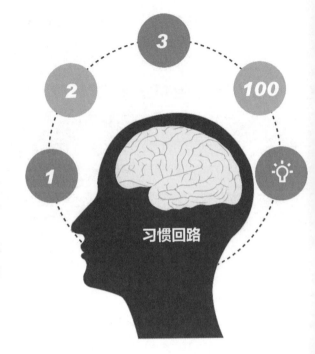

习惯与技能的形成，必然伴随着大量重复，重复次数越多，突触的结构或化学成分就越会发生改变，形成强烈的电刺激，激发海马体神经回路，从而增强记忆，于是技能也就越娴熟，习惯越巩固。

卖油翁的"无他，唯手熟耳"，是多么朴实的一句话，道出了技能熟练和习惯稳固的秘诀。

无论每日减脂公式是否达成，100天的打卡都不能中断，这是形成习惯回路的重要手段。

世上本无路，走的人多了就有了路。习惯和技能的形成就像在大脑这个荒无人烟的孤岛上独自开辟一条道路，你没有同伴可以依靠，只能靠自己的双手。你可以选择去掰弯树枝，拔掉杂草，靠顽强的意志开辟出一条道路；也可以选择拿起"100天打卡"这把屠龙刀，披荆斩棘，所向披靡，更快达到减肥目标。

大脑预演 B 计划

如果能够在事前就充分估计实现目标过程中有可能会遇到的各种困难和障碍，就可以制订相对应的策略和方法，那么在大脑真的遇到这些问题和障碍的时候，就能够按照预定计划快速轻松地执行，从而不让计划和目标受到影响。这就为成功铺好了道路。

下面就是我的"大脑预演 5 步法"：

（1）开始减肥计划，每天填写"100 天瘦身计划表"并每日打卡。

（2）想象一下 100 天目标实现之后可以获得什么，会变成什么样。可以闭上眼睛，越生动具体越好。

下面是我在减肥第一天根据想象的目标所做的图。

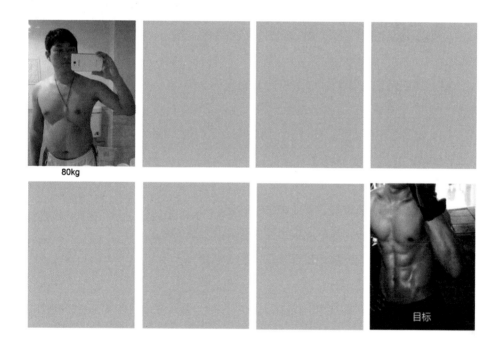

任何事物都需要经过两次创造。第一次是想象的目标景象，也就是成功之后所能达到的目标景象，第二次创造是通过行动得到的结果。

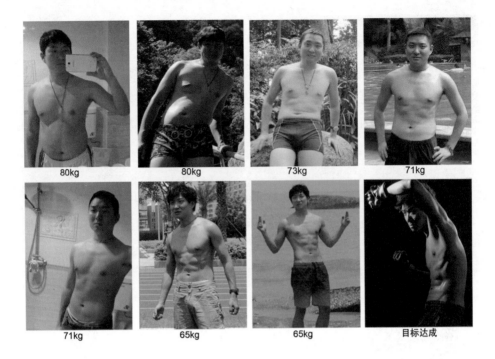

| 80kg | 80kg | 73kg | 71kg |
| 71kg | 65kg | 65kg | 目标达成 |

（3）然后考虑在减肥过程中可能会出现哪些障碍，会出现哪些打断计划的情况。

（4）接着考虑要克服、规避这个障碍应该怎么做。制订"如果……那就……"的 B 计划。

（5）把 B 计划写出来。

例如：如果晚上要聚餐，那就中午少吃点。

如果下雨不能跑步，那就在家里做 3 分钟高强度间歇运动。

如果一看电视就想吃薯片，那就不再购买零食。

……

事先对可能出现的障碍和问题在大脑中进行预演，并制订相对应的策略和应对方法，让大脑在遇到障碍的时候不需要经过思考就能做出反应，去解决问题。

纸上得来终觉浅，绝知此事要躬行。更重要的是，不要让你的学习只是导向知识，要让你的学习导向行动，进而养成习惯。

亚里士多德说过，我们每一个人都是由自己一再重复的行为所塑造的，因而优秀不是一种行为，而是一种习惯。

读了书要去用才能体现出知识的价值，书中已经为你提供了 100 天瘦身计划表，可以每天转动瘦身闭环达成减脂公式，用轻健身、超慢速跑步等招式让运动融入生活，让瘦身成为习惯。要每日填写 100 天瘦身计划表并在朋友圈打卡，用可视化的表格、外部监督、积极的正反馈让减肥变得轻松快乐起来。

下一步 行动

□ 1. 开始100天瘦身打卡计划，创造每天有效正反馈。

□ 2. 利用大脑预演5步法设定B计划。

每天
三分钟
燃脂运动

_____

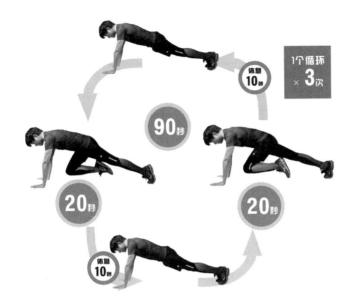

手掌撑地，双手与肩同宽，保持俯卧撑姿势。左膝弯曲向前，右腿伸直，左膝靠近胸前时右膝向前使身体腾空，同时做左右脚交替动作，尽可能有节奏快速地做动作。

做20秒，休息10秒，循环3次。

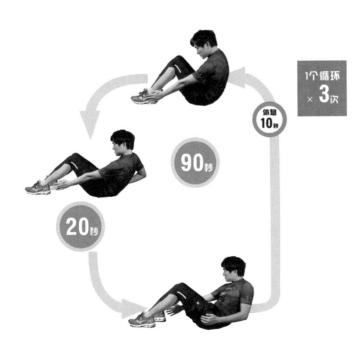

坐在地上，膝盖弯曲。身体往后躺，但上半身不贴近地面，保持悬空。左手去摸左脚踝，腹部出力，身体向左水平移动，摸到后换右手碰触右脚踝。

做20秒，休息10秒。循环3次。

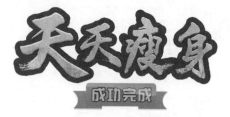

成功完成

恭喜你完成了一项训练，离目标更近了一步！

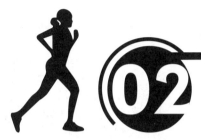

以为减肥靠坚持？还没开始你就失败了

习惯的力量就是

每天坚持点同一家的外卖

每天坚持喝不同的饮料

每天坚持躺在沙发上看电视

每天坚持不运动

每天坚持不减肥

……

减肥成功后很多人说我有毅力，能坚持。但其实减肥靠坚持这个观念是有问题的，什么情况下需要坚持？当你感到痛苦、感到辛苦，被迫去做一些自己不愿意去做又不得不做的事情时才会觉得是在坚持。让你感到快乐、愉悦、幸福的事情，你会觉得是在坚持吗？

盼望着，盼望着，春天来了，减肥的号角吹响了。肥肉偷偷地从衣服里爆出来，圆圆的、滚滚的。脸上、腿上、肚子上，瞧去，一大坨一大坨的。

我下定决心要开始减肥，心里想着，等我练出腹肌，以后有人问路我就掀开上衣，指着肚子说："喏，你现在在这里，走到下一个路口……右转……"

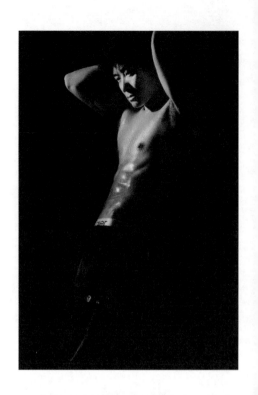

我踌躇满志地来到操场，看到消防员正在进行体能训练，一个个肌肉结实，身轻如燕，让我好生羡慕。这时他们开始列队进行5000米长跑体能训练，有氧运动能燃烧脂肪帮助减肥，这正是我想要的，刚打完鸡血的我拖着肥胖的身躯跟在了队伍后面。

两圈之后我觉得自己快要散架了，双腿开始罢工，头晕目眩、天旋地转。我双手撑在腿上像牛一样喘着粗气，感觉肺要炸了，心脏如发了疯的响鼓重锤般想要跳出来。

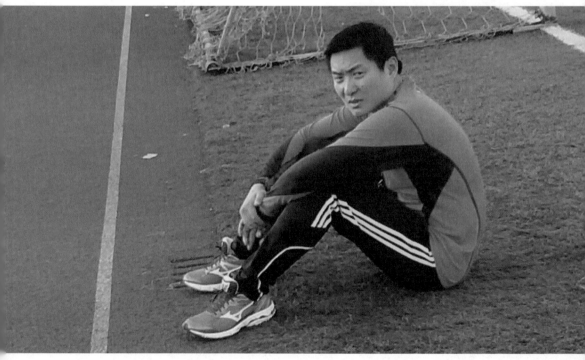

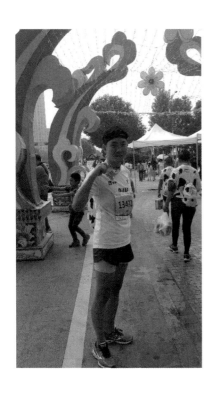

第二天我就毅然放弃了减肥。这就是我第一次减肥的经历，怎么办？只能依靠意志力。

成功就是用正确的方法做正确的事并达成目标。做了正确的事缺少正确的方法也无法获得满意的回报。减肥这件事同样需要做到方法先行。

当我们在心理上认为自己在坚持做某一件事情的时候，其实内心对这件事情是排斥、不喜欢的。无论是跑步、健身、写作、绘画、学习、阅读、工作都是一样的。真正厉害的人，他们都不是靠坚持去做一件事情的。他们废寝忘食，在良好的心理状态下忘我地专注在自己的领域中，获得了非凡成就。

达尔文说："我认为我比普通人强的地方在于，我能注意到一些容易被他人忽略的细节，在观察方面很细致。我的勤劳程度就如我对事情的观察，以及对事实的收集能力一样强。更重要的是，我对自然科学的热爱一直都很坚定而强烈。"

我一天不读点东西、做点运动就浑身难受，极度渴望大脑通过阅读、运动来获取多巴胺。这些新知融入思维、融入技能，塑造自己变得更好，不断地让我达成一个又一个的目标。现在的座右铭是：要么健身，要么读书，身体和灵魂总有一个要在路上。

把运动和阅读当成是一种享受，享受思维的碰撞；享受知识获取的快感；享受运动分泌的多巴胺和内啡肽给我带来的愉悦和幸福感；享受身体强壮、健康、轻盈、体能精力充沛所带来的满足感；享受自我改变和突破所带来的成就感。

乔布斯曾说："有人说，需要对你从事的事情满怀激情，这话绝对正确。原因在于，如果你没有太多激情，那么任何一个理性的人都会放弃；如果你不热爱一件事情，无法从中得到快乐，你就会放弃；如果不热爱自己的事业，你就会失败。所以，你必须热爱它，必须满怀激情。"

很多时候，放弃运动不是因为不够坚持，而是我们认为它不够重要，对它不够热爱。

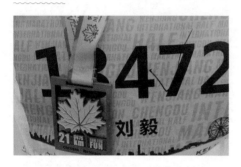

为自己减肥，不要为别人而活

有一类人做什么事情都是为了自己而做，他们是内在驱动者；而另一类人做什么事情都是为了别人而做，他们是外在激励者。

内在驱动者为了自己的进步而学习，这样会学习更努力、取得成效更大、收获更多。而为了家人、老师去学习去完成任务的外在激励者，缺少内在动机，可能会因为短暂的激励比如表扬、赞美、金钱、假期、成绩单、奖状获得好成绩，或完成最低限度要求的学习后就不会再花时间在学习上，又或者只学习眼前急需的内容，对任何其他的知识毫不关心。

要有持续的行动力，更重要的是内在动机和自己清晰的价值观，而不是期待外界给予的反馈。如果把行动建立在外界给予的反馈上，那么自己的行动将完全受控于他人，别人给你好的反馈你就能够行动，别人一旦不给你反馈或者给你负面的反馈，你就会丧失行动的动力，进而放弃。

如果你在做一件事情的过程中需要咬紧牙关、逼着自己去坚持，那就说明这件事对你还没那么重要，你对它不够热爱。

让减肥像刷牙一样简单

很多人刚开始接触健身时，认为健身或跑步很枯燥，自己很难坚持。这其实是一种错觉，绝大多数人都太小看自己的能力了。刷牙比健身更枯燥，你不也每天早晚坚持了很多年吗？

你每天做出的所有行动，至少有95%都是由你的习惯决定的。从起床到睡觉，习惯决定了你的言行和对他人的反应。成功的人培养了更多好习惯，形成了条件反射式的行动。一旦一个行为形成习惯，就会在无意识中自动完成，付出较少的劳动收获更大的成果。

刷牙这个行为之所以容易持续，除了维护口腔健康外，原因有三：

1. 固定时间

早晚刷牙，饭前洗手，这些习惯很容易坚持，它们之间的共通点是都有着固定的执行时间和行动触发点，起床就会触发刷牙的行为，吃饭就会触发洗手的行为，形成了自动的条件发射。

2. 工具顺手，流程简单

牙刷都在固定地点，刷牙的步骤也很简单，不需要耗费额外心智就能完成。

固定时间　　工具顺手　　时间短

3. 时间短

每次刷牙顶多三五分钟，不会耗费太多时间，容易执行。

利用习惯形成的底层原理让健身和跑步像刷牙一样简单，就需要固定每天的运动时间，增加内外部触发，让运动形成自动化反应。比如打开电视就开始轻健身，上了地铁就开始变换重心，到了公司楼下就绕过电梯走楼梯……

同时，要让健身的工具顺手，要在减肥期间每天穿运动鞋或把跑鞋放在包里，走到哪里跑鞋就跟到哪里，在家里就把瑜伽垫放在客厅显眼的位置。

每次健身和跑步的时间也不要太长，利用碎片时间就能完成轻健身，超慢速跑步法甚至不用跑步超过 30 分钟。

对大脑而言，并没有所谓的好习惯和坏习惯之分。

短时间内重复同一种行为，就会让大脑神经突触增强记忆，身体就会适应这个行动，在日后自动化执行。坏习惯为什么很难戒除？因为大脑内在结构已经自动形成习惯记忆。这真是一个坏消息。

好消息是，没有什么好习惯是我们养不成的，也没有什么坏习惯是我们戒不掉的。

最好的方法是，持续进行对自己长期有益的行为，让它习惯化，让自己逐渐对健身上瘾，对跑步上瘾。真正的大师没有一个是靠着坚持成为大师的，大师都热爱自己研究学习的领域并为之上瘾。

我们需要的不是坚持，而是养成习惯，让自己上瘾。

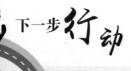

下一步 行动

□ 1. 设定每日 3 分钟到 30 分钟的固定健身时间。
□ 2. 把健身器材放在家里最显眼的位置。
□ 3. 健身时间不要超过 30 分钟。

每天
三分钟
燃脂运动

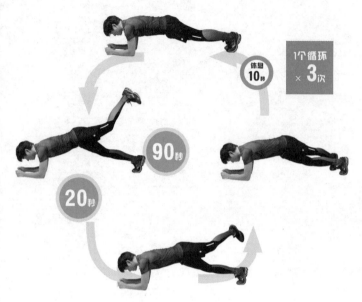

从平板支撑姿势开始，左腿脚后跟向上抬起，腹部和臀部持续发力。跨越右腿在身体右侧地板轻点地面。接着抬高脚后跟返回平板支撑姿势。

做 20 秒，休息 10 秒，循环 3 次

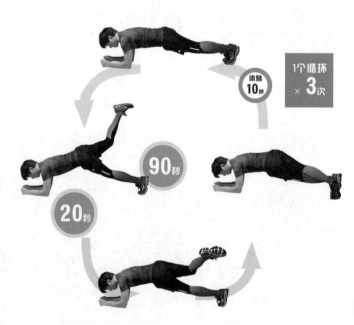

从平板支撑姿势开始，右腿脚后跟向上抬起，腹部和臀部持续发力。跨越左腿在身体左侧地板轻点地面。接着抬高脚后跟返回平板支撑姿势。

做 20 秒，休息 10 秒。循环 3 次

46
Date: /

47
Date: /

48
Date: /

49
Date: /

50
Date: /

36
Date: /

37
Date: /

38
Date: /

39
Date: /

40
Date: /

26
Date: /

27
Date: /

28
Date: /

29
Date: /

30
Date: /

16
Date: /

17
Date: /

18
Date: /

19
Date: /

20
Date: /

6
Date: /

7
Date: /

8
Date: /

9
Date: /

10
Date: /

55 Date: / /	65 Date: / /	75 Date: / /	85 Date: / /	95 Date: / /
54 Date: / /	64 Date: / /	74 Date: / /	84 Date: / /	94 Date: / /
53 Date: / /	63 Date: / /	73 Date: / /	83 Date: / /	93 Date: / /
52 Date: / /	62 Date: / /	72 Date: / /	82 Date: / /	92 Date: / /
51 Date: / /	61 Date: / /	71 Date: / /	81 Date: / /	91 Date: / /

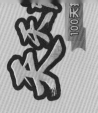

96 Date: /
97 Date: /
98 Date: /
99 Date: /
100 Date: /

86 Date: /
87 Date: /
88 Date: /
89 Date: /
90 Date: /

76 Date: /
77 Date: /
78 Date: /
79 Date: /
80 Date: /

66 Date: /
67 Date: /
68 Date: /
69 Date: /
70 Date: /

56 Date: /
57 Date: /
58 Date: /
59 Date: /
60 Date: /

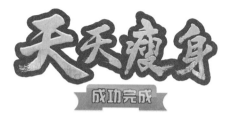

恭喜你又完成了一次训练！人生要走万里路，迈好健身第一步。

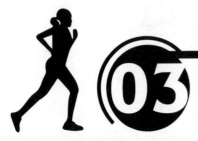

健身先健脑！知道了很多方法却依然甩不掉这一身肥肉

有个寡妇养了一只母鸡，母鸡每天下一个蛋。一天，这个寡妇自言自语道："如果每天给鸡喂双倍的大麦，它不就能每天下两个蛋吗？"于是，她把每天喂鸡的大麦量增加了一倍，结果母鸡越长越肥，也越来越懒，最后甚至连每天的一个蛋也不下了。

用线性思维来看待复杂系统，结果就会事与愿违。面对相互影响的复杂系统，我们要转换为系统思考。

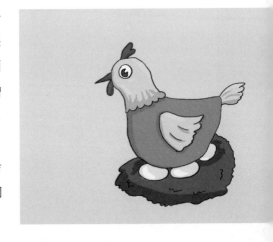

减肥也一样，我们都以为少吃就能瘦，事实却并非如此。身体这个由很多独立系统组成的相互影响的复杂系统，维护自身安全永远是第一位的。

当身体系统感受到能量缺乏时就会发出警报，为了保证各个子系统和器官正常运转，身体会自动开启应急预案，降低身体基础代谢，减少能量消耗，就算能量摄入不足也会满足生存需求。结果少吃不仅没变瘦，反而形成了易胖体质，因为基础代谢太低，很容易复胖反弹。

人类的身体里储存着为了生存积攒能量的基因，囤积脂肪就是为了生命的延续。肥胖是进化的结果，而人人都羡慕的易瘦体质反而是在饥饿年代最先被淘汰的人种。

时代进步太快，几十年前大家还在为饱腹而奔波劳碌，转眼间美食变得唾手可得，能无限囤积的多余脂肪严重威胁到身体健康和生命，舌尖上的人们开始为超重和肥胖忧心忡忡。

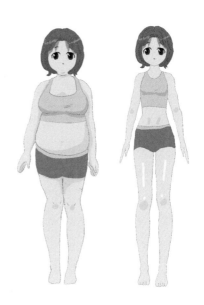

减肥要用系统思维

对待减肥，不能用线性思维，而要用系统思考的方法。

人体是一个复杂系统，是由各种器官组成的一个整体，各种器官之间相互连接，同时进行自我调节和生长。在人体这个系统中包含了很多子系统，比如消化系统、内分泌系统……

人体具有很强的适应能力，可以抵御成千上万种病毒、细菌等有害物质的入侵，可以适应各种不同的物质和温度以及差异很大的食物，可以根据需要调整血液供应，可以修补愈合创伤，可以加快或减慢新陈代谢速度，甚至可以在一些器官受损或缺失的情况下做出适当调整或补偿，如盲人负责视觉区域的脑细胞会部分转移到听觉区域，使他的听力特别好。

想降低体脂，如果只是依靠少吃这个单一的调节回路，并不会让身体脂肪这个存量产生改变。多回路系统存在一定冗余，如果其中一个反馈回路失效了，另外一种就可以补位。

改变系统的其中一个要素，对系统的影响是最小的。

如果只对饮食做出改变，身体系统会自动调节补位，我们身体每隔几周就会更换掉大部分细胞，但那仍然是我们的身体。相反，改变系统中的连接和目标，系统就会发生巨大变化。

　　在系统思维中，存量和流量是两个重要的概念。就像一个浴缸，存量是浴缸中已经存在的水。打开水龙头，水流入浴缸，这是流入量。浴缸底的出水阀门打开，水流出，这是流出量。如果流入量和流出量相同，水位不变；流入量大于流出量，水位上涨；流出量大于流入量，水位便会下降。

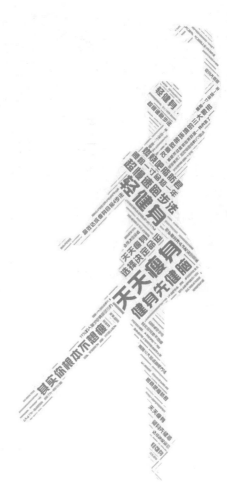

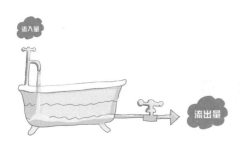

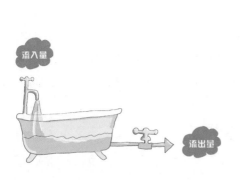

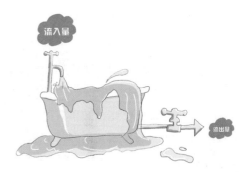

减肥时，我们身体中的脂肪就是一个存量，通过饮食摄入的卡路里是流入量，流出量则是由身体基础代谢量＋日常活动消耗的热量＋运动时消耗的热量＋运动后燃效应消耗的热量，于是我们就得出了减脂的公式：

饮食摄入的热量＜基础代谢量＋日常活动量＋运动量＝减脂

饮食摄入的热量＞基础代谢量＋日常活动量＋运动量＝变胖

饮食摄入的热量＝基础代谢量＋日常活动量＋运动量＝维持

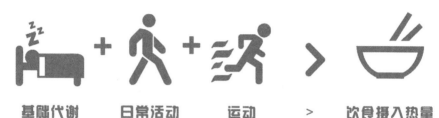

正确的减肥方式就是让每一天的流出总量＞流入总量，消耗的热量大于摄入的热量，这样就会让身体脂肪这个存量发生改变。

要让脂肪存量减少，我们可以把目标分解到每一天，把锻炼身体分解为每天的具体任务。我们做任何事情都要讲究投资回报率，在健身这件事上也一样，在目标明确的前提下用最少的运动时间获取最大成果。

增加流出量的方法主要有：

（1）通过在减脂区间的超慢速跑步消耗脂肪。

（2）通过力量训练增加基础代谢和身体中的肌肉含量。

（3）通过高强度间歇达到运动后的后燃效应。

减少摄入量的主要方法有：

均衡摄入蛋白质、碳水化合物、脂肪、维生素和矿物质，保证每天摄入热量不低于 1200 卡的基本需求。

以上两种方法结合使用，就能达成摄入小于消耗的减脂公式，持续一段时间就算什么也不做，也能形成躺着也不发胖的易瘦体质。

达成目标需要精准地理解现实

真相，也就是精准理解现实是达成良好结果的最重要根基。达成目标就必须去了解减肥的真相。在这个过程中我发现了大量反常识的现象。

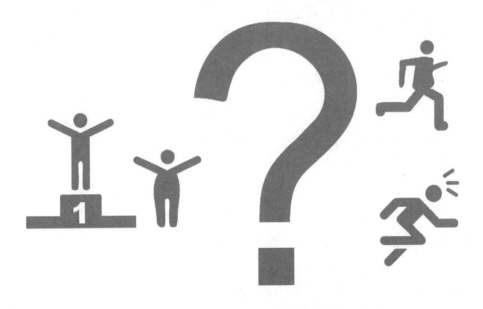

有一位"跑神"，曾经是国家一级运动员，他每天跑半个马拉松的距离，跑量和跑速都让我望尘莫及，而让我感到震惊的却是他肚子上的游泳圈。

有一位马拉松冠军，训练量很大，一天三练，早上跑，中午也跑，下午还要跑，艰苦的训练让她获得了冠军，光荣退役后却突然胖了好几十斤。

有一位跑步爱好者，业余时间经常跑步，刚开始还挺有效，但是她发现一旦不跑就很容易发胖，后来就算再跑也很难瘦下来。

是跑步对减肥没用吗？当然不是，慢跑是世界上最好的减脂有氧运动。

那为什么运动了还没瘦？到底是什么地方出了问题？如何才能保持身材不反弹？

经过不断的学习探索、思考和实践，我终于得出结论：瘦身闭环。

我们在改变系统存量时必须优化系统中的每一个要素和环节，只优化其中任何一个变量都可能会导致整个系统效率降低，因为大多数系统表现都受制于它最薄弱的环节，一个变量就可以限制系统达到目标。

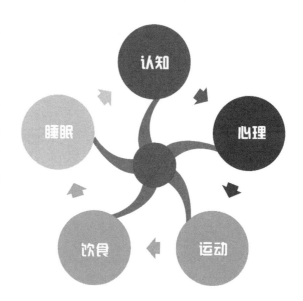

"瘦身闭环"是我在减肥中创造的最重要的思维模型，后面章节提到的技巧和经验都建立在这个思维模型上，它帮你形成体系化的瘦身知识结构。

运用"认知－心理－运动－饮食－睡眠"这个完整瘦身闭环来整体优化，对脂肪君进行降维打击，就是让我们瘦身事半功倍的最佳终极策略。

威力惊人的瘦身闭环

认知：人类与其他物种最大的不同之处在于擅长学习，所以比别的物种进化得快。减肥需要方法先行，学习树立正确科学的减肥观念和高效的方法便能让你事半功倍。

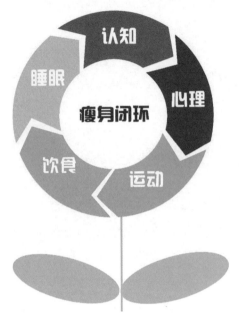

心理：利用习惯养成、增加内驱力和行为设计等方法，你也可以拥有超强的意志力、行动力去持续地完成运动。

运动：利用碎片时间轻健身，或使用轻松快乐的超慢速跑步法燃烧脂肪，选择最利于减肥、效能最高的运动时机和方法技巧快速瘦身。

饮食：选择有利于加速脂肪燃烧、合成肌肉的食物，避免高热量食品。

睡眠：保证充足睡眠，持续修复肌肉，燃烧脂肪。

《孙子兵法》云："十则围之，五则攻之，倍则战之，敌则能分之，少则能守之，不若则能避之。故小敌之坚，大敌之擒也。"

有10倍于敌人的兵力就包围敌人，有5倍于敌人的兵力就进攻敌人，有2倍于敌人的兵力就努力战胜敌人，有与敌相等的兵力就设法分散敌人，兵力少于敌人就坚壁自守，实力弱于敌人就要避免决战。

很多人减肥，越减越肥，就是因兵力弱于敌人而屡战屡败，如果用5个维度的瘦身闭环对脂肪君进行降维打击，就可一战而定。

传授武功，不能只教招式不教心法。授人以鱼不如授人以渔，给食物不如给方法，给方法不如给原则。减肥瘦身的原则就是：每天启动瘦身闭环，利用高效方法达成减脂公式的热量赤字目标。

我研究过大量减肥成功和失败的案例，凡是成功的必定符合瘦身闭环模型，失败的大多采取了不科学的方法或只对模型中某一个环节进行了优化。

举个例子，每天步行一万步对减肥有没有用？

没有用，因为会有人把手机绑在招财猫的手上。

事实上，日行一万步增加了减脂公式中每天活动消耗的热量，虽然对减肥有一定帮助，但只靠它还瘦不了。

有些大V为了鼓励运动，在网上教大家跑完步奖励自己一杯奶茶、可乐或啤酒。

一杯奶茶提供900大卡热量减去走路一万步消耗的200大卡=700大卡热量盈余。这700大卡盈余卡路里还会继续堆积成脂肪造成肥胖，奖励的这杯奶茶会让之前的努力全部白费。

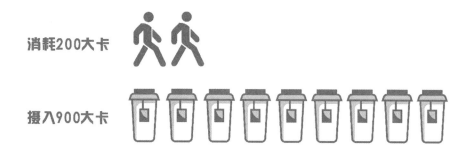

系统需要及时的正反馈，外在激励对促进行动有很大作用。但这些奖励不仅让之前跑步的努力打了水漂，还会抹杀减肥者在瘦身闭环中的心理内在驱动力，在长期看不到成效后会导致放弃运动。这还是典型的外在激励污染内在动机，把它们设为奖励时，心里会认为碳酸饮料、甜饮和啤酒的重要性是超过运动和健康本身的。

有些人觉得奇怪，我每天坚持一万步走路回家，为什么比坐车回家还要胖呢？因为走路回家路过甜品店喝杯奶茶，经过蛋糕店买盒泡芙，走到家门口还要穿过夜市，不知不觉间会面临更多的诱惑。

事实上，啤酒、碳酸饮料、奶茶这些饮品除了满足口感、花钱伤身之外还有两个共通点：

（1）增加脂肪堆积；

（2）阻止脂肪燃烧。

想要减肥的我们为什么要和自己对着干呢？

再举个例子，甩脂机对减肥有没有用？

甩脂机，顾名思义就是站在上面就能把身体脂肪甩掉的机器，但它一点用都没有。

脂肪是我们的身体储备能量的一种形式，就好比汽油，是储存在汽车油箱里的。

把汽车运到轮船上晃啊晃，油箱里的汽油也并不会减少。只有把车启动，让发动机运转起来，汽油才会被快速消耗掉。

身体也一样，迈开腿动起来，增加热量消耗，脂肪才能开始燃烧。

我提倡快乐减肥、轻松瘦身，不需要大量运动也不需要节食，只需每天让这个瘦身闭环（认知－心理－运动－饮食－睡眠）循环转动一次；更新认知和方法，有效的留下，无效的改变，树立正确健康科学的瘦身观念；增强内驱力、意志力、行动力去完成运动增加热量消耗，合理饮食，保证足够睡眠时间。然后每日检测减脂公式，在心中对减脂公式进行估算，我今天到底是在瘦身还是在变胖？

每天转动瘦身闭环达成减脂公式，能够使人长期、持续地处于能量摄取与消耗的负平衡状态之中，以使体内过剩的脂肪组织转换为能量并释放，从而达到减少脂肪、减轻体重的目的。当体重减轻到理想

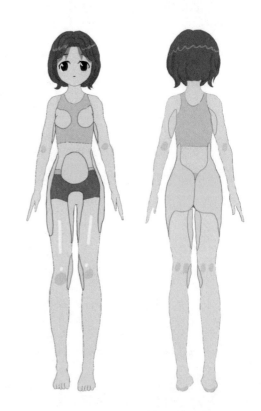

身体脂肪分布图

数字后，保持能量摄入与消耗平衡，就能防止肥胖复发。

在这个过程中你会发现，每一天自己的体重、体能、精力、身材都变得越来越好。

持续 100 天，你会看到一个不一样的自己！

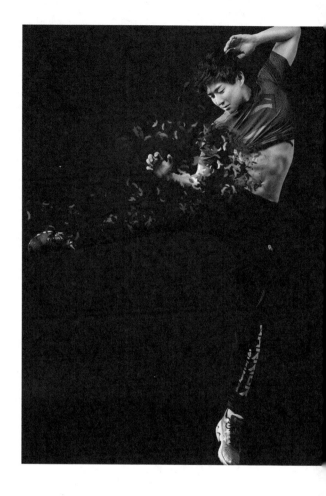

下一步 行动

☐ 1. 增加今日活动量或运动量。

☐ 2. 控制今日饮食摄入的热量。

☐ 3. 达成今日减脂公式热量赤字目标。

每天
三分钟
燃脂运动

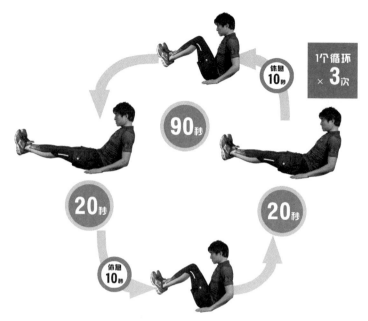

坐姿，双手撑在地板上保持平衡，膝盖弯曲向胸部靠拢。双腿向前伸直蹬出，弯曲膝盖向胸部靠拢。始终保持腹部发力。

做 20 秒，休息 10 秒，循环 3 次

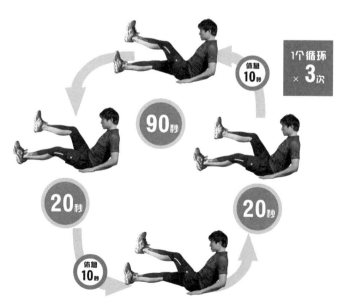

坐姿，身体往后仰，双手放在身体两侧的地板上，两腿交替往上抬，膝盖微弯。

做 20 秒，休息 10 秒。循环 3 次

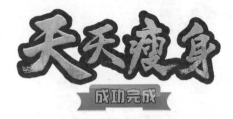

成功完成

了不起！恭喜你又完成了一次训练！

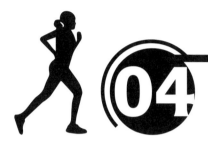

其实你根本不想瘦

有一位患者在拔牙前极度恐惧，不得已买了一瓶白酒喝下去壮胆。放下酒瓶，他红着眼睛，喷着酒气，大喊道："谁敢碰我的牙试试？！"

很多朋友下定了决心要减肥，常会说：等春天到了就开始健身；等考完试就开始减肥；等手头工作忙完了就开始运动；等天气暖和点就开始跑步……NO！从你看到这些文字的这一天，这一刻，就要开始行动起来。

开始运动的理由不过一丝半点，逃避运动的理由却足够装满一辆运渣车。生活经验告诉我，那样说的人大多并没有真的去做，真的到了那一天，他会想："今天好不容易放假，我应该跟朋友来一个下午茶才对。"

现在下的决心没有利用起来推动行为，一段时间后就烟消云散了，减肥不过是说出来吓唬吓唬一身肉罢了。很多人说"我要减肥"的动机并不是真的要减肥，只是单纯地表达对当下体重的不满而已。

减肥瘦身并没有想象的那么复杂，也不需要花费太多时间，只要把瘦身闭环转动起来，当天就能立刻见效。

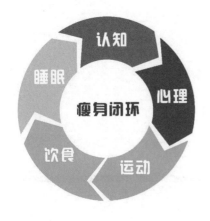
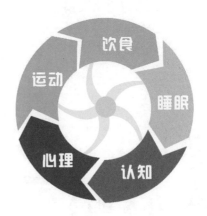

每到新的一年，都会有很多人立 FLAG，要开始健身、减肥、跑步、早起……到了年底，实现目标的又有多少？

他们缺的是什么？不是跑步的装备，不是健身的知识，甚至不是时间的多寡，而是瘦身闭环中的认知和心理环节还不够强大，还没有掌握足够的方法和"套路"。

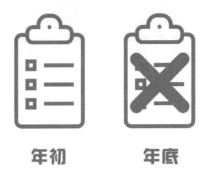

年初　　年底

喜欢奋斗，方法就越来越多；喜欢放弃，借口就越来越多

我给出的健身计划最短的只有 3 分钟，不需要器材，不用去健身房。你不可能没有时间完成，也不可能没有地点完成。

时间是公平的，无论贫富地位，每个人都一样。但如果你能利用 GTD、番茄钟、多进程并轨运行、设定优先级等时间管理工具和方法高效利用时间，在保证睡眠的情况下，每天就能多出来好几个小时。把这个时间用来日常健身运动绰绰有余。

没有人能让我们改变，除非我们心甘情愿

想要成功减肥瘦身，你最终需要靠你自己，不要依赖健身房，不要依赖健身器材，不要依赖减肥机构，更不要依赖减肥药物、食品和手术……想要健身，家中、街头、办公室、楼梯，身边处处都是健身房；桌子、椅子、地板，物物都是健身器材。

当你真的有一颗想瘦的心，心中就会燃起一团火，有条件利用条件，没有条件创造条件。没有任何事物能够阻挡你达成目标。健身房太贵、私教请不起、没时间运动、雾霾太大等种种借口都将不复存在。

怎样燃起内心这团火呢？需要从寻找自己的内在动机开始。

改变是发自内心的，没人能诱导或强迫他人改变。一个并非全心全意想要改变的人，永远都不会改变。

我以前烟瘾很大，每天至少一包烟。虽然烟盒上写着吸烟有害健康，真正把它当回事的人却不多，我也同样如此。

别人劝我戒烟，我总会给自己找许多缓解压力、交际应酬、提神醒脑之类的借口，就像吃饱了才有力气减肥一样可笑。

尽管要面对癌症的威胁，受到公众的指责，有66%说想戒烟的人从来没有真正行动过；而在那些尝试戒烟的人里面，90%的人都失败了。从这个数字就可以看出戒烟有多难了。

内在动机就是让你持续行动的那团火

在你坚持不下去想要放弃的时候想一想，是什么原因让你开始想要减肥？是什么原因支撑你去做这个事情？是什么原因促使你、推动你开始减肥健身并走到了现在？

每个人都有自己的故事、自己的经历。从自身经历中寻找到你独有的动机，这件事情就是你减肥的原点和内在动机。

有人因为被甩失恋瘦身成功，有人因为一句嘲笑瘦身成功，有人因为想要追求男神女神瘦身成功，有人因为医生的警告瘦身成功，有人因为保护家人瘦身成功，有人因为事业瘦身成功，有人因为追求健康阳光的生活瘦身成功……

内在动机无非是两个：要么逃避痛苦，要么追求快乐。失恋、被嘲笑、医生的警告、保护家人都是为了逃避痛苦；追求男神女神、为事业为身材都是为了追求快乐。短期内逃避痛苦当然很好，长期来看追求快乐效果更好，但它们都能够帮助你达成目标。如果你能够同时利用这两个心理因素，成功的概率就会大大提高。

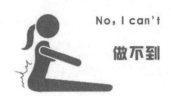

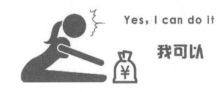

所有成功瘦身并能长期保持的人都符合以下两个条件：

（1）都有强烈的减肥决心，想要改变现状，有足够的内在动机。

（2）使用了正确的方法，符合完整的瘦身闭环模型。

有人说，最害怕那些说戒烟就戒烟、说减肥就减肥的人，因为没有什么目标是他们无法达成的。

其实只要掌握了方法并不断践行，每个人都能做到。我是一个意志力薄弱的人，我能做到就是因为通过学习和践行满足了这些条件。

所有的动力都来自内心的沸腾。如果你做不到一件事，无论是工作学习、戒烟戒酒，还是减肥瘦身，都是因为你还没有真正想做。

不要等到厉害了才开始，你只有开始了才能变得厉害。正确的方法已经给你了，现在请你放下书本想一想，究竟什么是你内心的那团火？

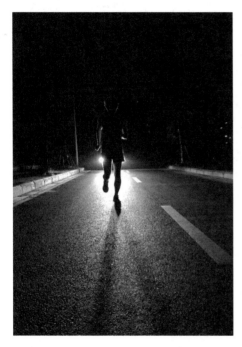
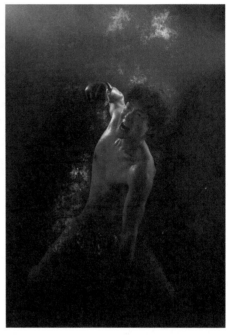

下一步 *行动*

□ 1. 写下减肥成功后我会得到什么好处。
□ 2. 写下减肥成功后我会避免什么危害。
□ 3. 找到内心中想要改变的那团火。

每天
三分钟
燃脂运动

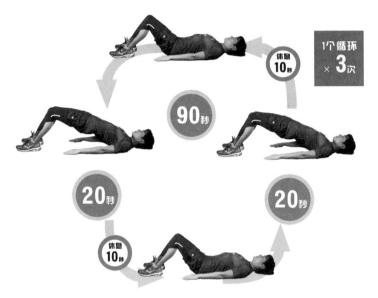

平躺在地板上，膝盖弯曲。臀部发力双脚蹬地使臀部离开地面。仰卧位屈膝，双脚着地，腹部收紧，臀部夹紧抬起，使肩、髋、膝处于同一直线上，从侧面看大腿小腿呈90度。

做20秒，休息10秒，循环3次

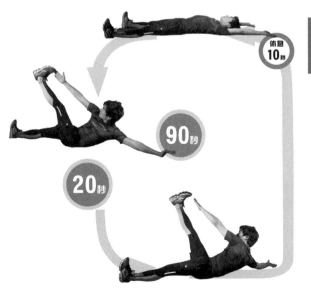

平躺在地板上，双手伸直。左腿向上抬起的同时腹部发力用右手去触碰左脚。回到平躺姿势，右腿向上抬起的同时用右手去触碰左脚。

做20秒，休息10秒。循环3次

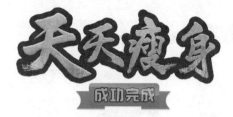

成功完成

恭喜你又完成了一次训练！为自己喝彩！

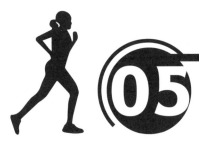

燃烧吧小宇宙，燃烧吧脂肪君

天将降大任于斯人也，必先卸其手游，关其朋友圈，封其微博，断其 Wi-Fi，剪其网线，使其百无聊赖。然后静坐，冥想，反思，健身，跑步，阅读，学习，精进，而后必成大器也。

世界上最遥远的距离不是生与死，而是我站在你面前，你却在低头玩手机。

手机是人类发明的科技产品里和人关系最为紧密的。除了睡觉，手机与我们形影不离，已经变成了人类身上的一个新"器官"。

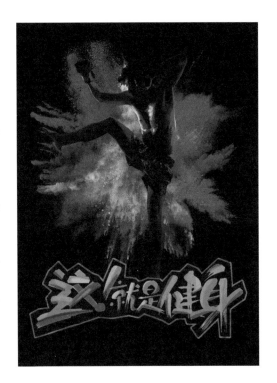

都说做人要拿得起放得下。结果，每天一早最先拿起的是手机，晚上最后放下的还是手机。上下班路上、吃饭时，甚至和朋友聚会时，大家都在低头玩手机；一刷微博、朋友圈、头条、抖音、小视频就根本停不下来……

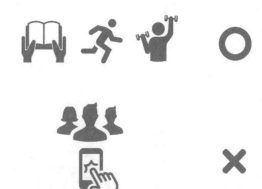

到底是什么让人们对这些产品欲罢不能？

曾在斯坦福商学院任教的尼尔·艾亚尔提出的上瘾模型能够很好地解释这个问题。

上瘾模型包含四个阶段：触发、行动、多变的奖励、投入。

微信、滴滴、抖音、王者荣耀这些爆红的互联网产品在设计上无一不是运用了这个上瘾模型。这些开发者不仅懂得产品设计、运营，还懂得消费者和用户心理学，利用一些思维模型和人性弱点让用户对产品形成依赖，使得这些产品和游戏一天赚一个亿，比卖白粉还赚钱。

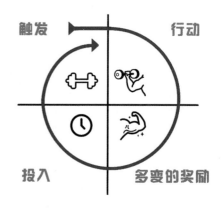

知道了上瘾模型，为什么不试着自己模仿一下，养成一个好习惯呢？我们又要如何利用上瘾模型来帮助自己减肥瘦身呢？具体来看一下。

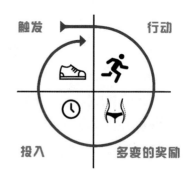

1. 触发

触发分为外部触发和内部触发，形成习惯的过程中外部触发作用巨大。手机APP的提示音、小红点，都能形成外部触发，增加了用户使用APP的频率。健身房的肌肉照片，拳馆贴满的冠军金腰带照片无一不是强烈的外部触发，激励着训练者持续进步。

内部触发看不到、听不见、摸不着，它会自动在脑海中出现。当一项技术成为用户心目中认定的解决情绪问题的方法时，这项技术就会自然而然出现在他的脑海中。

科技公司采用烧钱补贴的模式进行营销就是为了让你上瘾。移动互联网有大量应用已经融入用户生活，对用户形成了内部触发：当我感到孤单情绪时使用微信、微博；当我感到饥饿时使用美团外卖、大众点评；当我感到不确定时使用Google、百度；想要购物时就上京东、淘宝、当当、亚马逊；当我开车找不到路时使用高德导航；不愿走路时出了地铁就扫共享单车……

家庭健身的好处之一，就是有很多外部触发点引发我们随时能够在有限空间内做运动燃烧脂肪的行为。挂在门上的 TRX、地上的哑铃、瑜伽垫都会形成视觉上的外部触发。

每天转动瘦身闭环达成减脂公式是你最应该培养形成的内部触发，它会帮助你高效达成瘦身目标。

希望更多人在想要瘦身时转动瘦身闭环作为内部触发，参与到全民健身中来提高身体素质。而不是冒着生命危险走上手术台，也不是恶性节食损害身体健康。

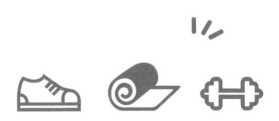

2. 行动

行为有两个基本动因：（1）简便易行；（2）有主观意愿。

本书给出的健身计划不需要去健身房，只需 1 平方米空间和 3 分钟就能完成徒手高强度间歇运动，器材拿起来就能健身，非常简便易行。前文提到的寻找瘦身内在动机则保证了你会有强烈的主观意愿。

想要养成新习惯就必须增加它的出现频率，新习惯出现的频率越高，稳定性就越强。如果频繁地接触健身器材，形成习惯的可能性就会大大增加。这也是我选择在家中健身而不在健身房的原因之一。培养好习惯的秘诀就是要让这个习惯每天都重复，当健身发生的频率足够高，意愿足够强，被感知到的用途足够多，就会进入习惯区间成为默认的行为方式。研究显示，天天瘦身的目标达成率要远高于定期健身的人群。

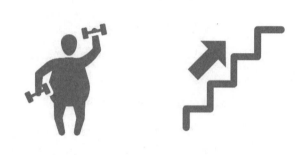

3. 多变的奖励

即时反馈非常重要，减肥瘦身是一个漫长的过程，但通过每天转动瘦身闭环，检测当天是否达成热量赤字的减脂目标就是一个即时反馈。能够帮你在内在动机驱使下增加在运动上的时间投入。

科学研究表明，人们在期待奖励时，大脑中多巴胺的分泌量会急剧上升。奖励的变数越大，大脑分泌的多巴胺越多，人会因此进入专注状态。沉迷赌博的人就是因为结果的不确定性、多变性对大脑刺激后产生了多巴胺，从而形成了依赖。

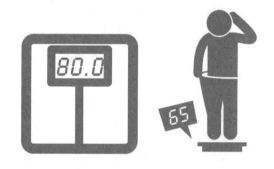

为什么一刷微博、朋友圈、头条、小视频就根本停不下来？因为每次刷新都会看到新的、喜欢的内容。

为什么微信、支付宝、滴滴、摩拜、美团在消费之后会发放随机鼓励金和红包？也是为了让用户对某类行动"上瘾"。

老虎机、轮盘赌、赌球、彩票等都是典型的例子。这也是沉迷于赌博无法发家致富反而会倾家荡产的原因之一。抛开概率论、统计学、赌场抽水等原因不谈，单从心理上分析，当赌博形成习惯之后，输钱的赌徒都会再去赌，他们会想："我输都输了，再赌一次，说不定能翻盘呢！"

这些心理模型用在不良行为上会造成上瘾，而用在培养良好习惯上同样有效，最重要的是用正确的方法做正确的事。

你可以填写本书最前面的"100天瘦身计划表"并拍照发朋友圈，开始每日打卡，这是同时获得即时反馈和多变奖励的一种方式。把"每天减了多少脂肪无法感知"的状况用"今日是否达成减脂公式"的成败目标转化为"可以直观判断感受到当日成果"的即时反馈。朋友的每一个点赞就是一种多变奖励，既是对行为的肯定也是一种激励。随着计划持续，完成天数增加，自己的瘦身成效和体重变化也是多变的奖励。既然公开承诺立了开始减肥瘦身的flag，就要践行承诺一致的心理原理，这个行为能够帮助你持续健身直到获得想要的结果。

4. 投入

在健身、跑步时间上的投入会对上瘾模型的循环产生帮助，因此，触发更容易形成，行动更容易发生，奖励也会更诱人。

在心理学和经济学中有一个术语叫沉没成本，已经发生的不可收回的支出，如时间、金钱、精力等称为"沉没成本"。

也就是说，在减肥的过程中所花费的时间、精力、金钱越多，在减肥上所发生的沉没成本就越多，你坚持下去的动力也会越多，会变得更不容易轻易放弃。

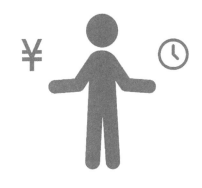

在健身的过程中买过的健身用品、花费的时间都将成为沉没成本。为了不至于让这一切努力和付出都打水漂，会更努力地持续运动直至完成瘦身计划。和动辄花费几千上万元的健身房相比，家庭健身花不了什么钱，消耗的只不过是些许时间。

这个时间我们可以把它看作投资，为了健康和身体所做的投资会形成复利效应，这种投资长期来看不仅没有浪费还会赚取更多时间，会连本带利成千上万倍地收回来。

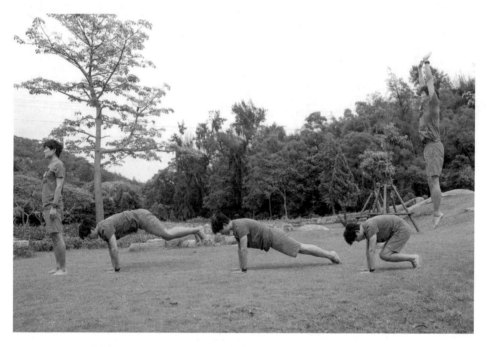

这个简单的波比运动不需要任何器材，随时随地都能快速燃脂。仅仅每天3分钟的燃脂运动所产生的效果可以持续24小时。

从直立姿势开始，双手撑住地面，跳起两腿伸直成俯卧撑姿势，双手伸展向上跳跃。有节奏地、快速地连续进行20秒后休息10秒，做6次只需要3分钟，就能达到很好的锻炼效果。

可乐风靡全球，特别受青少年的喜爱，在饮品设计的时候就想着怎么让用户上瘾，甚至简单粗暴地在可乐中加入让人成瘾的咖啡因，用色素让可乐像红酒一样高档，加入大量糖分提供能量和及时满足人们对甜食的需求，每一种成分都是为了挑起人类本能的偏好。

可乐、星巴克这些跨国企业取得商业上的成功有非常多的因素，让用户成瘾是第一要素。这些跨国企业也将全球性肥胖带到了中国。

我提倡快乐减肥、轻松瘦身，不需要大量运动也不需要节食，但是可乐等碳酸饮料、勾兑果汁饮料、奶茶等甜饮在减肥期间是必须要禁止的。

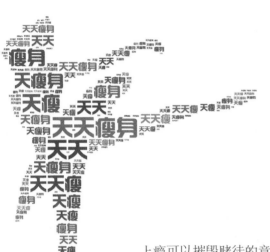

培养好习惯同样要先让自己上瘾：首先要制造触发，用家庭健身器材和本书形成外部触发，用瘦身闭环作为内部触发；再让行动变得简易，不需要去健身房，不需要使用各种复杂庞大的器械，在家里就能利用徒手自重或简单小型器材随时完成运动；接着通过多变的奖励，100天瘦身计划表、朋友圈打卡来督促自己每天持续投入时间健身、跑步。最终达成目标，获得健康的身体和理想的身材。

上瘾可以摧毁赌徒的意志，也可以帮助瘦身者达成心愿，关键看你将它用在哪里。要把自己主动送上上瘾之路，把运动内化为生活习惯，让它变得像吃饭、睡觉一样自然。

希望大家都能够通过上瘾模型帮助自己养成良好习惯，让运动和健康融入生活，开心减肥快乐瘦身，令人生变得更加美好，提高生活质量。

下一步 行动

☐ 1. 把健身器材、跑步鞋、服装、体重秤等放在每天可视范围内。增加几个运动的触发点。

☐ 2. 每天固定投入 3～30 分钟运动时间。

☐ 3. 每天达成减脂公式并持续打卡。

每天
三分钟
燃脂运动

___

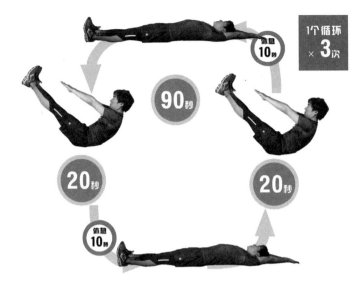

平躺在地板上，双手伸直。双腿并拢上举的同时双臂和双肩抬离地面，双手伸直尽力去触碰双脚。

做 20 秒，休息 10 秒，循环 3 次

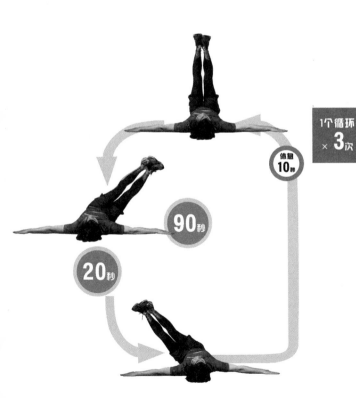

仰卧在地板上，膝盖伸直并锁定，腿部抬起。双臂伸直向外打开，手掌朝下。

双腿并拢尽可能大幅度向右摆动，保持肩膀平躺在地板上。双腿像雨刷器一样摆向右侧再回到左侧。始终保持腹部收缩。

做 20 秒，休息 10 秒。循环 3 次

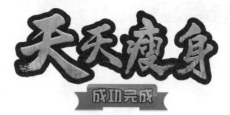

恭喜你又完成了一次训练！努力到无能为力，拼搏到感动自己！

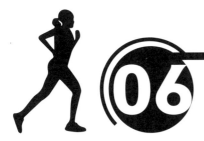

那些健身教练不能说的秘密

Baby 刚在健身房办了卡成了新会员，面对眼花缭乱的各种大型器械，她感到无从下手，自己去练既怕受伤，又怕动作不标准效率不高。Baby 心想："几千块的年卡都办了也不在乎那几百块一节的私教费。"为了在夏天展露好身材，她狠下心咬牙又花了几千元请了私教。

健身教练先确认 Baby 的健身需求，是想要减脂还是增肌，对 Baby 的体能、体脂等各项身体数据进行了测试。Baby 的目的是减脂，教练让她每周去两到三次，每次都会专业地指导她进行各种大型器械锻炼，最后再让她进行半小时到一小时的中等速度有氧运动完成训练。虽然很累，但让 Baby 感受到教练的专业性和课程物超所值。

遗憾的是，对 Baby 和所有想减肥的人来说，这些训练方式全都是错的，无论是健身频率、有氧运动的顺序、时间，还是方法。

接下来，我将为你揭秘超量恢复、最佳燃脂健身频率、有氧运动时机和健身房的"对赌协议"。

超量恢复

很多人都以为身体在运动或健身后会马上变强，其实在运动后身体素质反而会变差。

运动学有一个超量恢复理论，我们在开始锻炼时对身体施加了一个刺激，让身体肌肉产生压力。我们的身体会去对抗这个压力，运动后身体素质会变差，然后用瘦身闭环中的饮食和睡眠去恢复。恢复之后身体会逐渐适应之前的运动强度，变得强健起来。

肌肉在训练后会出现酸痛，体能和力量都会下降，但是经过饮食和睡眠恢复，肌肉会逐渐增长，力量也会变大。刚跑完步身体素质会变差，但是经过饮食和睡眠恢复后，心肺能力、体能都会得到提升。

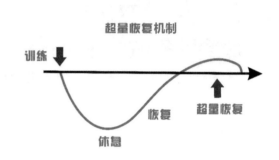

最佳健身频率：天天瘦身

在这里，你需要了解的一个事实是，减肥是身体正在进行塑造和改变的过程，逆水行舟不进则退，进步慢也是退。

很多有长期健身习惯的朋友每周会去两三次健身房，甚至只去一次。锻炼了很长时间却不见成效。其实问题就出在了训练频率上。

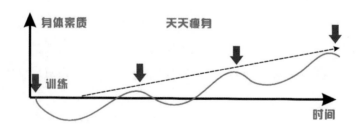

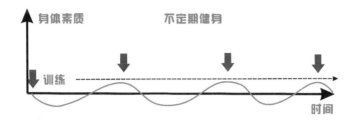

身体素质　　　　　不定期健身

训练

时间

在前面的内容中有讲到，事情越简单就越容易执行，要选择容易坚持的手段。人都是懒惰的动物，因为怕麻烦而放弃的例子屡见不鲜。只要准备时间超过了几分钟，或者准备工序超过两道，事情就很难坚持下去。

"量体重"是健康管理行之有效的方法，很多人都有测量体重的习惯，这个习惯那么容易坚持还是因为它很方便，只要踩在体重计上，马上就能显示出来精准的数字。但如果把体重计放在床下，每次都需要弯腰从里面拿出来装上电池后再开机使用，测量体重的习惯就会很快消失。

家中是最适合养成健身习惯的地点，内外部触发都很容易形成。当别人还在去健身房的路途中，我已经在家中完成了健身训练。一个 3 分钟的高强度间歇训练可能还没有去健身房停车的时间长。

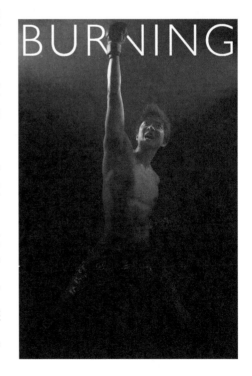

这也是我提倡利用碎片化时间全民轻健身的原因，因为相比去健身房，它反而更能提高减肥成功的概率。

如果你想养成运动健身的习惯，在家中用本书提供的各种方法开始瘦身打卡便是最佳方式。如果已经办理了健身卡，不要中断训练，不去健身房的时候可以在家中做轻健身，让运动习惯得以延续。

最佳有氧时机：空腹有氧增加燃脂效能

选对时间运动会瘦更快。健身教练为什么热衷于指导会员使用器械而不是跑步？因为用户交了私教费就是为了学会原本不会的知识和技能，跑步谁不会，让人跑步体现不了教练的价值。

如果都像我一样在家就练出 6 块腹肌，谁还会来健身房办卡买课持续消费呢？

教练把有氧运动放在最后，是为了避免因为跑步造成体力消耗而导致无法完成器械训练。但从瘦身者个人角度来看，是否能够达成目标，获得想要的身材并歼灭脂肪才是最终目的。至于能否熟练使用各种器械，能否完成多少重量多少次的挺举、卧推根本不重要。

减脂最佳的有氧运动时机是在空腹时进行低强度有氧运动，能够事半功倍，获得最好训练效果。

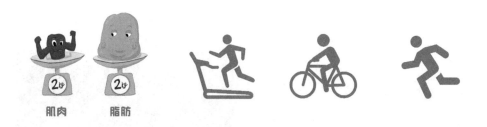

肌肉　　脂肪

健身房是个对赌协议，赌的就是你不去

一个能同时容纳 100 人健身的健身房会售出 1000 张年卡，赌的就是有 90% 的人因为各种各样的原因坚持不了多久，最后放弃。每个人都有良好的愿望，却缺乏将良好愿望变为现实的持续行动力。我有个朋友年卡办到了 2022 年，却一直没时间去健身房。还有些人从办卡到过期都没去过几次，他们就是健身房赌赢的结果。

如果所有办卡的会员都每天充满热情来健身，健身房很快就会因场地爆满无法招纳新会员而倒闭。

可是人类的天性就是眼高手低，嘴馋身懒。

国内健身房的销售模式比较落后，大多采用预售年卡模式占领市场。也有健身房用较低价格售卖年卡吸引客户，然后推销私教课程，使私教课销售额超过年卡成为主要利润来源。

健身房属于重资产业务，会很容易受到市场高企的房价租金、人力成本上升等因素的影响。这也导致健身房和健身教练更看重的是销售业绩而不是真正帮助到顾客达成目标。结果就是健身房纠纷、欺诈、跑路事件层出不穷。

教练"套路"深，合时能瘦身

和你想的不一样，健身教练本质上并不是传道授业解惑的老师而是销售员。健身房其实和美容院、理发店、减肥中心一样，都使用同样的"套路"，我把它总结为：制造恐慌→提供方案→时间紧迫→不买丢人。

制造恐慌　　提供方案　　时间紧迫　　不买丢人

制造恐慌

做完免费身体检测评估后，教练会对你说：你的体脂太高了，你的肌肉量太少了，你的基础代谢已经不正常了，你的身体不行了，再这样下去就危险了，才二十多岁已经这么胖，身体年龄已经五十多岁了。

提供方案

我这里有解决方案，有先进的健身器械，办张健身卡就能立减 10 斤，办张美容卡就能年轻 10 岁，办张养生卡就能多活 10 年……

时间紧迫

今天是优惠的最后一天了，明天涨价了，我们活动下次不搞了。
那些"最后三天，亏本大甩卖"的百年老店也是这个"套路"。

不买丢人

看你很心动又很犹豫的时候，他们又会说：这位大哥／大姐，我看你的气质肯定不差这个钱。

江湖游医不管遇到大病小病都会说：病情不得了，后果很严重，放心能治好，只是要花钱。

这些"套路"都是一样的：把你架到一个很高的地方用火烤。这些话术通常会很有效，但可以看出他们把心思都用在了办卡卖课上，至于方法是不是真的有效、能不能帮助用户实现瘦身目标，并不是他们最关心的问题，更不会花大量心思、精力、时间去研究学习、进步改良。

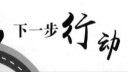

下一步**行动**

☐ 1. 把家作为第一健身场所，摆脱对健身房的过度依赖。

☐ 2. 天天瘦身让努力可积累，至少完成3分钟减脂运动。

每天
三分钟
燃脂运动

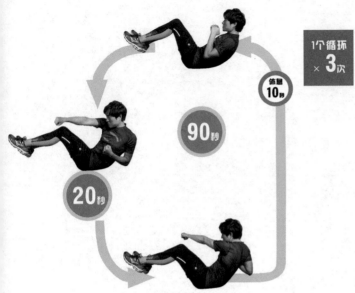

1个循环 × 3次

休息 10秒

90秒

20秒

坐姿抱拳，身体后仰，膝盖弯曲抬起双腿，腹部发力保持身体平衡。向左扭动胯部带动右肩空击一拳，接着向右扭动胯部带动左肩空击一拳。

做20秒，休息10秒，循环3次

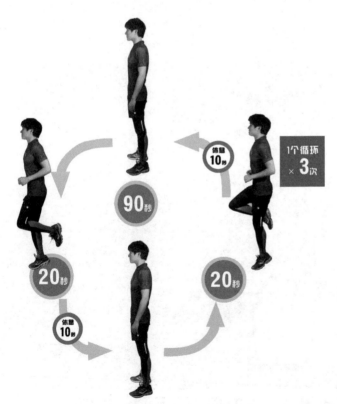

休息 10秒

1个循环 × 3次

90秒

20秒

20秒

休息 10秒

站立，弯曲左膝右脚单脚轻轻向上跳起。落地后弯曲右膝，左脚单脚向上跳起。

做20秒，休息10秒。循环3次

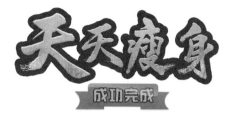

恭喜你又完成了一次训练！要放弃时，想想是什么支持自己走到了这里！

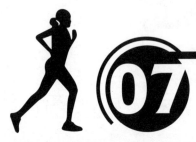

限制饮食的方法已经过时，
打造易瘦体质才是王道

一说到减肥，大家就想到节食。虽然在短期内通过节食体重会下降，但减少的却不一定是脂肪，还有可能是肌肉和水分。在身体变瘦体重减少后，反而对长期减肥不利，会造成基础代谢下降，脂肪会更容易堆积起来。明明想要减肥却变成了增肥，这是我们最不想看到的结果。

那怎样才能科学有效地减肥瘦身，不反弹呢？

答案就是打造易瘦体质。

你身边有没有人喝水也能长胖，而有的人看起来食量很大却怎么吃也不胖？后者很可能就是易瘦体质。

一个人长胖或变瘦由身体内两个系统决定：一个是新陈代谢系统，另一个是能量储存系统。胰岛素是能量储存系统中让人发胖的荷尔蒙，肾上腺素和甲状腺素是新陈代谢系统中让人变瘦的荷尔蒙。当我们身体内变瘦的荷尔蒙超过发胖荷尔蒙时就会发展成为易瘦体质。当身体内储存能量的发胖荷尔蒙超过新陈代谢的变瘦荷尔蒙时则会向易胖体质转变。据统计，肥胖者的基础代谢明显低于正常者和瘦型者。

为什么人到中年大多会发福？因为随着年龄增加肌肉会逐渐减少，导致基础代谢率下降。同样的运动量，同样的食量，年龄增加后更容易发胖，减肥难度也会越来越大。好消息是你的身材完全由你自己掌控，通过合理运动、科学饮食、养成好的生活习惯，主动增加基础代谢和新陈代谢，甚至能终身保持好身材。健身，什么时候开始都不晚。

从荷尔蒙这个维度看，想要变瘦要做的就是两件事：（1）通过增加新陈代谢和基础代谢，增加体内变瘦荷尔蒙数量。（2）通过降低能量储存，减少体内发胖荷尔蒙数量。

下面就为你分享我成功瘦身，增加基础代谢打造易瘦体质的三个秘诀。

秘诀一：只选择能增加基础代谢的运动

打造易瘦体质不是简单地少吃多运动，而是要针对性地选择能够增加新陈代谢和基础代谢的运动。我们分别来看看游泳、跑步、深蹲，哪项运动对打造易瘦体质最有帮助。

☒游泳是一项锻炼身体很好的全身运动，但减脂效果不佳。

一方面，游泳技术越好游得越轻松，会用最省力的方法获得最大水感和动力，我游蛙泳在水里半个小时几乎感觉不到累。

另一方面，水里的低温会让身体启动能量储存系统产生胰岛素积蓄能量，导致脂肪无法充分燃烧，这就是为什么在泳池里有很多常年游泳的胖子的原因了。

当然，这是和其他运动减脂的效能相对而言，如果你上很大的量，同样也可能通过游泳瘦下来。但游泳冠军孙杨、宁泽涛获得完美的身材也不是只游泳，他们也做了很多增加肌肉爆发力和肌耐力的健身运动。

☑跑步是一项能够有效燃烧脂肪的有氧运动。

慢跑时身体会释放令人感到快乐的多巴胺和内啡肽，释放心理压力，让自己变得更积极快乐。坚持一段时间跑步你会感到臀部和大腿肌肉结实了，脂肪更少了，全身肌肉变得更有弹性。还会感到体力增强了，爬楼梯走路不那么累了，因为增加了新陈代谢，肌肤也变得更有光泽和弹性。

跑步的燃脂效能也非常高，不仅在跑步过程中能够全程燃烧脂肪，在跑完后的24小时内仍然可以持续提高基础代谢和新陈代谢。

作为近年来热门的全民健身运动，跑步简单易行，对装备、场地要求都不高。只要你愿意，穿上跑鞋走出家门，开始跑起来，就能感受到不一样的风景，获得不一样的体验。

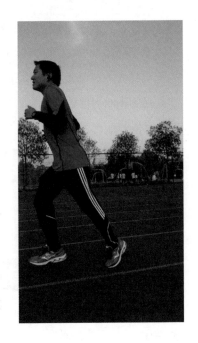

☑深蹲能够增加身体骨密度和整体肌肉含量，对提高基础代谢率有很大帮助。

女生练习深蹲可以拥有翘臀的性感身材，男生练习深蹲会显得身型挺拔，更有力量，给人安全感。除此之外还能提升性能力，在所有常见健身动作中，深蹲是最能有效提升性能力的动作。

人体体温40%产生于肌肉，而人体中70%的肌肉在下半身，增加下半身为主的运动对增加基础代谢有着更明显的作用。深蹲就是这样的运动，虽然看起来很简单，只是反复蹲下站起，但却能为下半身肌肉带来很大的负荷，是极为简单高效的运动方式。如果下雨不能跑步或工作学习繁忙时间有限，可以选择在看电视、工作间隙利用深蹲运动来提高基础代谢，塑造体形。

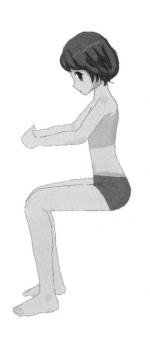

具体做法是：双脚平行开立与肩同宽，目视前方，双手抱拳置于胸前。双腿下蹲，使大腿与小腿夹角小于90度；起立时收缩臀部两腿伸直，恢复成准备姿势为完成一次动作。

除此之外，一些力量训练也能够增加肌肉含量，瘦型身材增加肌肉会大幅度提高基础代谢。

科学瘦身也要讲究投入产出比。选择下半身运动为主的跑步、深蹲等运动来增加基础代谢和新陈代谢，比那些燃脂效能不高和增加基础代谢帮助不大的运动更能让减肥瘦身事半功倍。

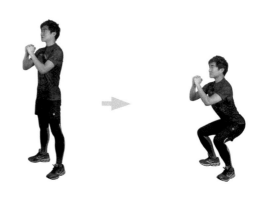

秘诀二：少食多餐多饮水

在饮食和生活习惯上，提高基础代谢和新陈代谢的最好方法就是在吃早餐的前提下少食多餐。睡眠时，身体处于一天当中新陈代谢最低的状态。醒来后如果不及时进食就无法启动代谢开关，身体依然保持在低代谢水平，会在整体上拉低基础代谢。基础代谢越少对减肥越不利。人类经过几万年进化，基因决定了生存需求永远是放在第一位的，一旦基础代谢太低，身体内的警报就会拉响，吸收一点食物营养马上就储存为脂肪，以便日后食物短缺时能够生存更长时间。这就是"喝水也会胖"的底层原理。

医药大家陶弘景在《养性延命录》中说："食戒欲粗并欲速，宁可少餐相接续。莫教一食顿充肠，损气伤心非尔福。"讲的就是少食多餐不仅能减脂，坚持这个习惯还能保身体健康，延年益寿。

少食多餐比多食少餐更有利于减肥，少食多餐可减轻对胰腺的刺激，避免分泌过多胰岛素和合成脂肪。需要注意的是，少食多餐不包括晚饭后，吃完晚饭后最好不要再吃包括零食、水果在内的任何食物，否则极易促使糖分合成脂肪造成身体发胖。

法国有一项研究表明，少食多餐能降低胆固醇，治疗糖尿病。相反，如果减少进餐次数，体重反而会增加。法国人相较北欧人身体更苗条是因为法国人每天进餐 4 次，而北欧人每天进餐 3 次。英国剑桥大学也做过同样的研究实验，结果完全相同，少食多餐组相较于正常组不仅体重和胆固醇降低，连心脏病风险也大大减少了。

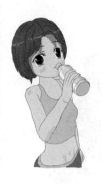

上班族可以采用的方法是，在早餐和午餐之间、午餐和晚餐之间各增加一次点心或水果，增加饱腹感和代谢量，同时控制晚餐的分量，避免饭后再吃任何食物。

人体有 70% 是水分，所有的新陈代谢都需要在水中进行。多喝水可以促进新陈代谢、净化血液，使肌肤水润有光泽。水没有热量，不仅不会变成脂肪，多喝水还能增加饱腹感，避免饮食过量。最好的水是纯净水和白开水。

秘诀三：提高身体温度，做 " 热血青年 "

经常跑步做有氧运动的人会感觉身体暖暖的。这是血液循环加速、新陈代谢变快的外在反应。通过主动提高血液循环增加新陈代谢就能增加基础代谢量，让每天热量消耗大于吸收，人就能慢慢瘦下来。

避免手脚冰凉，提高身体温度的方法有：多走路、泡温泉、热水澡、足浴等。

长期久坐是引起腹部肥胖的元凶之一，脑力工作者们上班 8 小时，大多时间都坐在椅子上，缺乏运动，时间长了就容易导致腹部脂肪堆积。要坚持每天一万步，多走动，利用工作间隙，能走路就尽量走路。这种低强度的运动虽然不能燃烧脂肪，但对增加热量消耗，促进血液循环，打造易瘦体质却非常有用。

做家务、进行房间收纳整理的同时也是在做运动，能够增加热量消耗和代谢量。做家务是一项很好的锻炼，有益健康，可以一边舍离扔掉多余的不需要的物品，一边听喜欢的音乐增添趣味，让身体的居住空间和身体的内部空间都变得轻盈自在。

泡温泉、泡热水澡、足浴能够增加身体温度，加速新陈代谢，出汗后毒素和脂肪会通过毛孔随着汗液排出体外。泡热水澡还能让人气血通畅，是一种温和有效的排毒养颜减肥方法。经过一整天的奔波忙碌，下班回家后在睡前泡个热水澡或泡个脚，能卸下一整天的疲惫，排出毒素和废物，让身体暖和起来，在惬意享受的同时加速身体新陈代谢，增加基础代谢量。

只要改变饮食和生活习惯，多运动，增加瘦体重（瘦体重＝体重－脂肪重量，也叫去脂体重，主要部分是肌肉和骨骼），就能把自己打造成易瘦体质。基础代谢一旦增加，不论你在学习、上班、睡觉、发呆还是做其他任何事情，都能同时燃烧脂肪。基础代谢少，你需要比代谢高的人多做更多运动才能达到同样效果。打造易瘦体质几乎是一劳永逸的减肥瘦身方法。

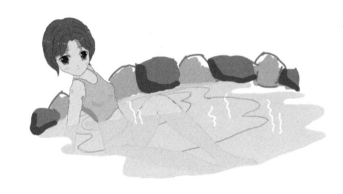

总结一下：一味节食会造成身体伤害，会降低基础代谢，反而不会起到减肥瘦身的效果。节食一两天不难，节食一辈子是不可能的。在恢复食量后，因为身体基础代谢太低，会造成快速反弹。好不容易减下去的脂肪又回来了。所以必须使用一劳永逸的减肥方法：打造易瘦体质。

知道了道理就一定要行动，持续地行动。今天的行动是：从跑步、深蹲中选择一个运动开始打造易瘦体质。尝试并养成少食多餐多喝水的习惯，杜绝夜宵。

下一步行动

- □ 1. 选择有更高的燃脂性价比的慢跑、每天 3 分钟燃脂运动。
- □ 2. 少食多餐多喝水。
- □ 3. 多活动，常泡澡，提高身体温度，促进新陈代谢。

每天
三分钟
燃脂运动

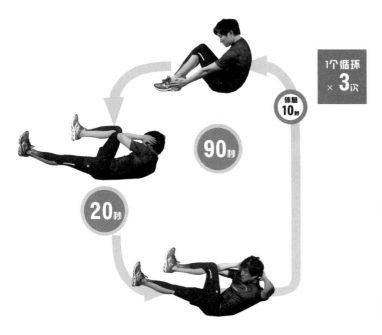

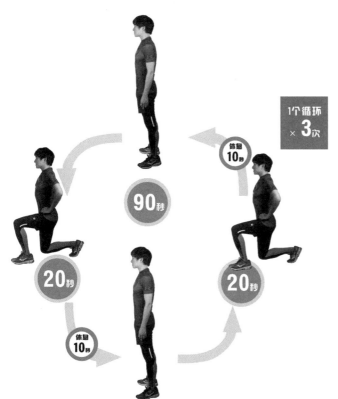

坐姿后仰，双手抱于脑后，单膝弯曲，另一侧腿伸展至空中，将伸直的腿弯曲靠向胸部，肘部向膝盖靠拢触碰膝盖。始终保持腹部发力。

做 20 秒，休息 10 秒，循环 3 次

站立，腹部收缩，左脚向前迈一步，双手叉腰形成弓箭步姿势，保持一秒。然后右脚呈弓箭步，保持姿势一秒。

做 20 秒，休息 10 秒。循环 3 次

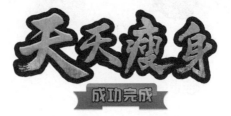

成功完成

恭喜你又完成了一次训练！ 成功的路上并不拥挤，因为持续行动的人不多。

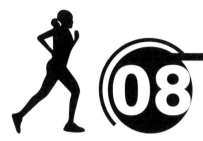

要进步先颠覆，更新你的瘦身认知

肥胖是会呼吸的"痛"，脂肪长在身上所有角落，卡布奇诺会"痛"，珍珠奶茶会"痛"，连喝水也"痛"。

肥胖是会呼吸的"痛"，脂肪在血液中来回滚动，啤酒和炸鸡会"痛"，火锅串串会"痛"，想吃不能吃最"痛"。

春天不减肥，夏天徒伤悲，三月不减肥，月月徒伤悲。Baby 认为要想减肥成功必须管住嘴，可不吃东西实在让她无法接受，在她看来，生活的最大乐趣就在于享受美食，Baby 想，有没有一种两全其美的方法，既能瘦身又不影响吃喝呢？

Baby 平时遇到什么问题，总会去问她两个博学的好朋友，一个叫谷哥，一个叫度娘。谷哥出国深造了，Baby 只好拿起手机打了个电话给度娘："娘娘，有什么方法可以让我在享受美食的同时又能减肥成功呢？"

无所不知的度娘淡定地说："你想问的是不是女娲补天整形医院？"

Baby 大惊失色："我还没结婚，还有尚未完成的梦想，我想要健康减肥！"

度娘说："那我给你推荐一些方法吧，我这里有 79 700 000 个。"

Baby 心想：我的天啦！有了这么多减肥方法，妈妈再也不用担心我的体重，减肥 So easy！

遗憾的是，哪个方法才是更适合自己的呢？哪个方法是比较更易实践的呢？

面对互联网浩瀚如烟海的无尽信息，我们要有评判、筛选信息和知识的能力。

那咨询相关专家能帮助我们瘦身成功吗？

这个渠道比搜索得来的建议可能更专项，但还远远不够。虽然他们会给出一些例如少吃多运动、管住嘴迈开腿等正确的意见和一些人人都知道的道理，却并没有太大实际帮助和可操作性。因为瘦身涵盖多个维度的知识，很多问题只有在实践中才会遇到，纸上谈兵根本无济于事。

那到底去哪里才能找到真正高价值的瘦身知识和方法呢？应该通过哪些高质量的渠道来学习和掌握这些方法呢？

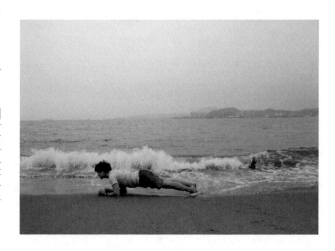

真知只有一个：去找那些真正做到并且总结出方法论的成果型专家。

精准理解现实是达成良好结果的最重要根基，想达成瘦身目标就必须了解减肥的正确方法，最直接的途径便是去了解成功的人是如何成功的。

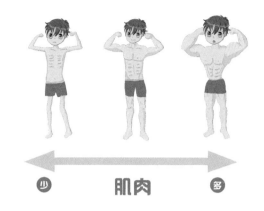

这个世界上最稀缺的是行动者，而瘦身恰好是与行动密不可分的，是一分耕耘一分努力才能换来一分收获的领域。成功瘦身的人必定是坚定的行动者，他们会有自己的经验、方法和心得，这些知识就是瘦身的成功秘籍。

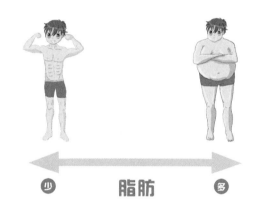

在如今专业化细分时代，几乎每个领域都能够找到对这个领域非常了解的专家，他们通过学习实践积累着丰富的经验和强大的知识体系。我们在完全不了解一个领域的时候，按照书籍、课程等高质量的渠道直接复制整个知识体系是一个省事而且高效的方法。

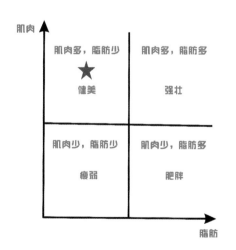

成果型专家 > 研究型专家

专家大致可分为两类，一类是成果型专家，另一类是研究型专家，类似于实践派和学院派。

成果型专家：生活就像一条高速公路，在这条路上成果型专家比别人先行一步并达成目标。

成果型专家经过学习、实践、犯错、改良迭代等摸索过程取得了显著成果。在路上得到的教训、踩过的坑，既有意义也有价值。这些知识能够帮你更上一层楼，达成想要的目的。

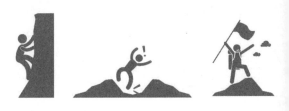

研究型专家：研究型专家在某个领域中深耕细作，不断学习，拥有丰富的专业知识。但是往往缺乏实践经验，理论上无懈可击，实践起来却漏洞百出，难以操作。理论上的知识如果不经过实际检验往往会缺乏操作性和持续性。

不下水学不会游泳，没呛过水学不会换气。减肥没那么容易，每块肉有它的脾气，没和脂肪做过斗争，就无法摸清它的脾气，获得战胜它的方法。消灭脂肪君不仅要依靠身体的努力，更是大脑和心理的胜利。

因为从"知道"到"做到"中间有一条鸿沟，从"做到"到"得到"之间还有一条鸿沟。否则，所有医生的身材都应该会很好，也不会有心理咨询师患上精神病这样的事情发生了。

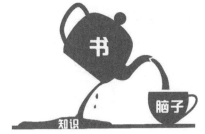

有价值的知识都是非主流

价值最高的知识既不是学院派的理论也不是实践派的方法，而是理论与实践相结合，既符合科学原理又符合现实情况以及心理模式的思维模型和方法论。但这些知识有时常常与主流观点相违背。

主流观点会告诉你"早上吃好，中午吃饱，晚上吃少"。可这种人人都知道的道理在现实中并不能帮你瘦身。包括我在内的大多数职场人士、学生、企业高管在工作时间内都非常忙碌，没有人在早上聚餐，也没有时间在中午做饭，更不能都像舒淇一样下午6点后不进食，晚餐可能是一天当中最重要的营养来源。

身体健康应是瘦身的重要目标之一，不能因为减肥而本末倒置，一定要选择健康、自然、科学的瘦身方法。很多人在营养摄取已经不均衡的情况下再少吃或不吃晚餐，长期下去就会造成缺乏必要营养元素的不良反应甚至疾病。

减肥绝不是苦行僧般的望梅止渴和半夜饿醒后无尽的忍耐，而是有选择有技巧地享受美食。作为一个吃货，我把身体打造成易瘦体质，就是为了能够吃着火锅唱着歌而不用担心受到肥胖的困扰。

简单、有效、易操作、能够长期持续的方法才是好方法。通过转动瘦身闭环，利用本书中的各种方法技巧控制每日总热量达成减脂公式目标，既能享受美食又能瘦身成功。

主流观点会告诉你减肥健身先减脂，增肌和减脂无法同时进行；还告诉你增肌的时候不要做有氧运动，以免肌肉流失。这些主流观念造就了很多肌肉发达但体脂很高的肌肉型肥胖者。而我从第一天瘦身开始就是有氧力量运动，增肌减脂同时进行，并成功达成目标。如若不然，只会从一个大胖子变成一个小胖子而已。

事实证明，力量训练能够增加基础代谢、加速燃烧脂肪，对减脂起到很大帮助。同时进行可以达到一个燃脂效能相乘的综合效应。不仅如此，还能塑造更好的身材。我的这种经过学习、思考、改良后的知识和经验，会比研究型专家罗列一堆国外研究实验论文中的数字来证明一个理论的知识对你来说更有效、更有价值。

原因很简单，科学实验也有局限性。例如一个以体重作为实验指标的研究，体重降低减少的除了脂肪也可能包含水分和肌肉，肌肉量减少必然会带来基础代谢下降、身材变差的结果。体重降低和好身材并不能划为等号。

如果研究以一个短时间周期为实验阶段，体重降低之后，因为肌肉减少代谢低所带来的反弹就无法在结果中体现。

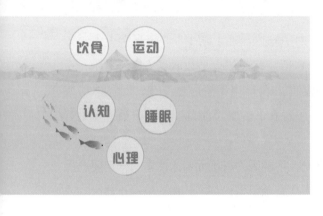

更为重要的是，功夫在诗外，摆脱尼古丁依赖、减掉内脏和皮下脂肪这种看似生理上的戒烟、减肥的行为，决定性因素却在瘦身闭环的心理和认知环节上。一个有强烈瘦身动机的人看待同一种食物和同一种运动的态度是截然不同的，结果也会差异巨大。因此，在这种单视角狭隘领域实验下所得出的结论可以参考，但不足以让我们作为自己的瘦身行为准则。

主流观点会告诉你，健身应该先练大肌肉群和手臂，不需要练腹肌，因为每个人都有腹肌，只要体脂足够低腹肌就能够显露。胖子如果照着这样练，结果就会变成虎背熊腰粗手臂的肌肉胖子。

事实上，所有的审美倾向都指向包括腹部在内的核心肌群，网络上流行的马甲线、A4腰、公狗腰、反手摸肚脐哪个不是"炫腹"的结果？

瘦子的腹肌和胖子的胸肌一样毫无意义。我日常健身的时间并不多，但80%的时间都用于核心锻炼。

主流观点会告诉你，要尽量延长有氧运动时间，30分钟以后才开始燃烧脂肪。事实上，从你开始跑步的第一分钟就已经开始同时燃烧脂肪和糖原，有氧运动时间越长，脂肪的燃烧比例就越高。但只要运动就会燃烧脂肪，无论是3分钟、10分钟、30分钟还是1个小时。

有专家说，研究显示每日最佳有氧运动时间是一个半小时。我就在想，你怎么不说8小时呢，你去研究一天跑8小时的人减肥效果肯定比一个半小时的好，埃塞俄比亚和肯尼亚跑马拉松的兄弟们都能站出来证明。脱离实际不现实和无法操作的理论根本毫无价值。

动辄在跑步机或室外跑一两个小时，既没那么多时间，也会因为难度大、时间长而无法长期持续养成习惯，身体更是难以承受。

有些健身教练害怕看不到效果，一上来就把学员练得很痛苦，让学员产生了恐惧，导致健身从入门直接到放弃。就是因为教练还不知道瘦身闭环以及其中"心理"环节的重要性。

为了更好地培养习惯，让运动融入生活，我做有氧运动从来不会超过30分钟。在达成瘦身目标的道路上，相比运动量而言，可持续性更为重要。

主流观点还会告诉你，健身需要使用各种补剂，药物能帮助你达到更好成效。补剂和药品在国内外健身行业是一个巨大的产业。这些健身行业的常规行为和我的自然健康瘦身的理念相违背。我的目的是健康的身体、良好的身体素质、敏捷的大脑和充沛的精力，想要瘦身的我们事实上从自然食物中完全可以获取充足的蛋白质和其他营养元素。没有必要为健身产业添砖加瓦做出巨大贡献。

一些成功企业家大多是结果型专家，成名后却只讲奋斗史血泪史，真正的方法论涉及机密不愿谈，灰色收入太敏感不便谈，因此，学干货不成反变花式炫耀。马云说"创立阿里巴巴是人生最大的错误"；王健林说"定个小目标比方说先挣它一个亿"；刘强东说"我这个人脸盲，根本分不清谁漂亮谁不漂亮"。而一些研究型专家因为缺乏实践和检验，虽然企业营销管理的理论很多，但很多知识要么过时，要么不符合国情，要么难以操作。

在这种情况下，经过在细分领域中深耕细作，学习研究了大量知识、案例并达成目标、取得了显著成果的结果型专家，在结合了科学理论和实践经验总结出并愿意公开分享的知识和方法论就显得弥足珍贵。遇到这样的知识，要像海绵一样贪婪地吸收，以让自己获得巨大的帮助与提升。

总结以下5个颠覆主流观点的认知：

（1）控制一天总热量达成减脂公式，晚餐正常进食补充能量和蛋白质。

（2）减脂和增肌同时进行更有利于减肥。

（3）核心肌群锻炼是最适合减肥的健身方式。

（4）有氧运动时间不要超过30分钟，跑的时间长不如持续行为久。

（5）减肥不需要健身补剂和药品。

主流观点在网上到处都是却价值不高，结合心理学和现实情况改良的知识才能帮你有效瘦身。有些人听了很多道理却过不好这一生，问题就出在"知道"和"做到"之间有一条巨大的鸿沟。这些懂得的道理没有去执行，原因要么是因为道理不落地执行难度大，要么是这个道理本身就存在问题。有的主流观点虽然并没有错，但不符合实际，所以只能停留在道理阶段，不能带来实际帮助。有的主流观点本质上就有问题，就算在某个领域中形成共识，被推翻也只是时间问题。

下一步 行动

□ 1. 不要随意使用搜索到的减肥方法。要找真正做到的人学习成功经验，内化成自己的方法论，站在巨人的肩膀上前行。

□ 2. 控制一天总热量达成减脂公式。

□ 3. 有氧运动时间不要超过30分钟，跑的时间长不如持续行为久。

每天
三分钟
燃脂运动

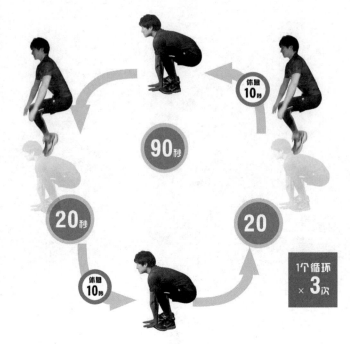

双腿分开站立，脚尖向外，膝盖弯曲，下蹲双手平放在两脚之间的地板上。腿部和臀部发力向上跳起，落下时双脚同时落地，膝盖弯曲。

做 20 秒，休息 10 秒，循环 3 次

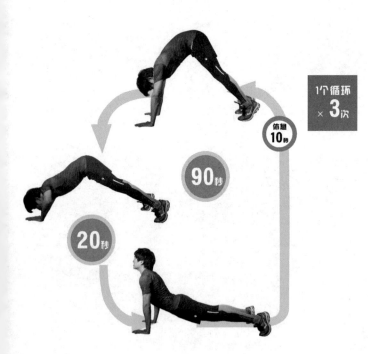

双腿伸直，双手支撑身体呈 A 字形，手肘弯曲使重心向下，接着双手撑起身体，肩膀和头部向前伸展。三个动作组成一个连续的弧线，一次性完成。

做 20 秒，休息 10 秒。循环 3 次

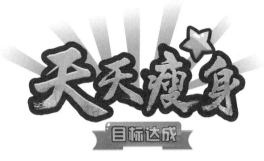

目标达成

干得漂亮！恭喜你又完成了一次训练！期待你逆风翻盘向阳而生！

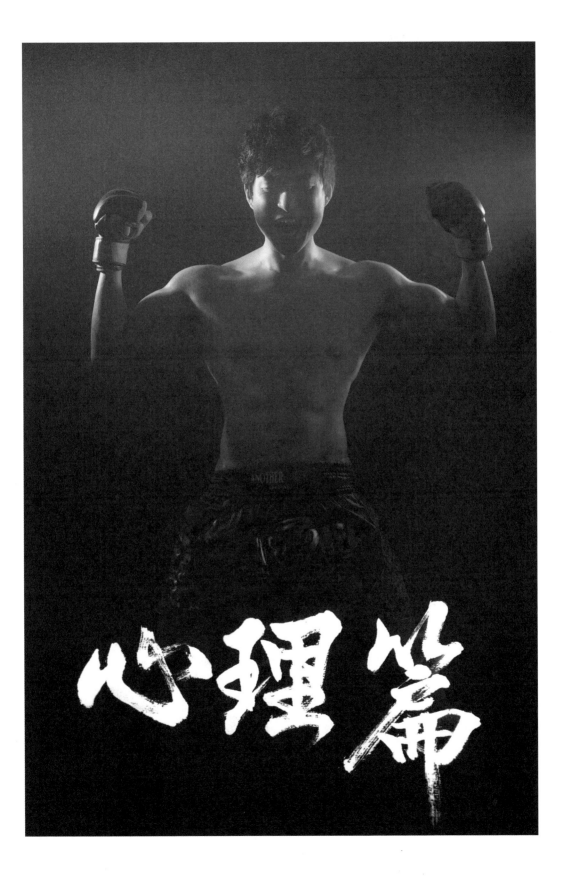

心理篇

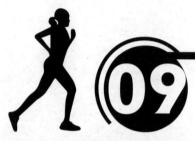

行动力爆棚的秘诀：大脑中的三兄弟

减肥这件事情必须和营养学、心理学结合在一起。其实我们吃东西，眼睛要满足，心理要满足，胃也要满足。可经常是胃已经饱了，可眼睛和心理还不满足。

在瘦身过程中面对的最大敌人就是"饮食过量"和"运动不足"。

吃得太多、动得太少是造成肥胖的重要原因，这是大家都知道的道理。明明知道少吃多运动会对身体健康有益，却总是做不到；想要开始健身，想要减肥，面对美食诱惑却总是无法抵抗。健身只有三分钟热情，无法坚持，我们应该怎么办？

行动受其结果影响

行动科学认为一切的结果都是行动积累的。好的结果是好的行动不断重复带来的，而不断重复坏的行动只能带来坏的结果。

如果一个行动会让大脑产生"好"（追求快乐，逃避痛苦）的结果，人就会自发地重复这样的行动。

如果一个行动会让大脑产生"不好"（不快乐，痛苦）的结果，人就不会愿意重复这样的行动。

行动受其结果影响

好（追求快乐）➡ 自发重复行动　　　　不好（逃避痛苦）➡ 不愿重复行动

- 吸烟：**心情舒畅放松**

- 戴眼镜：**看得清楚**

人为什么会吸烟？因为尼古丁会让大脑产生"心情舒畅放松"的结果。

人为什么戴眼镜？因为眼镜会让大脑产生"看得更清楚"的结果。

人为什么会热衷高热量的垃圾食品？因为能提供为身体提供能量，人的本能对多糖、多脂、多盐的高能量食物就有偏好。

我们的行为受到趋利避害的影响，会逃避痛苦（惩罚），希望得到愉悦（奖励）。在进化过程中那些有利于我们生存繁衍的事情（性爱）让人感到愉悦，对我们有害的事情让人感到痛苦。痛苦和快乐是决定哪些行为有利、哪些行为有害的指引。吃饭会让人感到愉悦，挨饿会让人感到痛苦。

逃避痛苦是第一位的。人类大脑对痛苦的记忆敏感度要高于任何其他情感。

人类害怕失去已有的东西，这种情感已经大大超越了得到的欲望。同一件事，失去的痛苦要大大高于得到的愉悦。

可是吸烟除了让人心情舒畅放松还会产生肺癌的结果，高热量食物除了会产生获得食物的满足感还会导致肥胖、三高甚至癌症的结果，为什么我们都知道减肥要管住嘴迈开腿，却还是不愿意去运动，还是无法抗拒美食的诱惑呢？为什么大脑无法分辨是非对错，权衡利益得失，显得如此低能呢？

因为你不是一个人在战斗，你的大脑中还有三个兄弟。

大脑三兄弟

有请大脑三兄弟上场，我为大家隆重介绍：

老大——理智脑，负责人类的思考和决策。属大脑前额叶皮层区域。

老二——欲望脑，负责人类的本能和欲望。属大脑边缘系统区域。

老三——情绪脑，负责人类的喜怒和哀乐。属大脑杏仁核区域。

老二和老三是一对好兄弟，人类的欲望来自老二，情绪来自老三。它们产生了七情六欲，带给了人无穷的欢乐，也带给了人无尽的痛苦。

我们做出的所有的行为都是由三兄弟共同商议决策的结果。人和人之间的区别就在于大脑中这三个兄弟哪个更为强大。

大脑喜欢能够帮助我们区分利弊的东西，在环境中被满足，带来愉悦或减少痛苦，这些神经连接就会被巩固和加强。

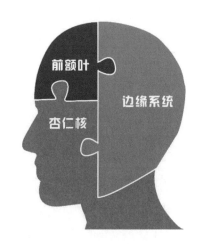

荧光跑和躺在床上，躺在床上更受人喜爱；夜啤酒和营养餐，夜啤酒更受人喜爱；因为吃喝玩乐的反馈是愉悦的，满足了老二的欲望和老三的情绪，那么在未来置身于相同条件或环境刺激下，这组神经反应就会更为强烈。只要我们认为是快乐的，或者能够降低痛苦的行为都会被得到加强。老二老三就会更强势，支配大脑做出不利于自身长期利益的行为。

老大（理智脑）从自己的行为后果中学习并且适应环境，一切行为的出发点都是为了接轨快乐，绕开痛苦。

为什么在称体重的时候说：我要减肥；买衣服的时候说：我要减肥；照镜子的时候说：我要减肥；美食当前的时候却说：去你的减肥。

因为每次说"我要减肥"的都是老大，说"去你的减肥"的是老二，心满意足的是老三。

我们做出行为决策时，老三（情绪）作用大过于老大（思维）的作用。人类的很多行为是由情绪来驱动的，当我们被情绪掌控时，理智根本无法发挥作用。人们以为理智对生活起着决定性影响，但情绪对生活的影响更大。一个人失去理智的时候，会造成不可挽回的错误。

当一个人产生愤怒情绪时，血液会流到手部，肾上腺素会激增，为攻击和使用武器提供动力。

当一个人产生恐惧情绪时，血液会流到腿部，释放保持警觉的激素，为逃跑提供动力……

这些对我们生活有极大影响的情绪都由老三（情绪脑）所控制，是经过人类漫长进化遗传在基因中的本能。想要实现老大（理智脑）制订的目标，就必须关注老二（欲望脑）和老三（情绪脑），实现三脑一体，知行合一。

任何目标都需要行动支撑，靠大量行动才能达成。行动需要由老大（理智脑）、老二（欲望脑）、老三（情绪脑）共同完成。一旦老二和老三无法被说服，老大将占据下风，行动则会彻底瘫痪。这就是目标无法达成、习惯无法养成、坚持一件事变得困难的底层因素。

要做到知行合一必先思行合一

想要成功达成目标，养成良好习惯，最重要的是增强老大（理智脑）的能力，让它能够说服老二（欲望脑）和老三（情绪脑），让三兄弟能够达成一致，说服他们为着同一个目标前进，形成三脑一体，身心合一的状态。

这个时候就会行动力爆棚，身体充满了能量，内驱力强劲、激情不断燃烧，小宇宙爆发，在达成目标的道路上勇往直前。在这种状态下，什么拖延症、懒癌都弱爆了，根本不足以对我们的行动构成阻碍。

老二喜欢追求快乐，老三喜欢逃避痛苦，要顺应基因中的这两个本能，把它们和想要实现的目标结合起来。

在损失和获得之间，人们对损失更为敏感。也就是对逃避痛苦和追求快乐两个因素之间对比，逃避痛苦的感觉更为明显。

我们把事情先往最坏的地方开始想，把未来拉到现在来，问老三几个问题：如果不控制饮食，不运动，持续下去我会变成什么样？哪些疾病会缠上我？我会因为身体的重量造成哪些对身体的伤害？我会因为身体的重量造成哪些不便？会受到哪些困扰？我的自信心会受到什么影响？我的心情会怎么样？我的人际关系会受到怎样的影响？……

然后再往好的地方想，问老二几个问题：如果我现在就行动，通过瘦身闭环控制饮食、增加运动会有怎样的变化？我的体重会有怎样的变化？未来我会是一个什么样的身材？我的自信心会有怎样的变化？我的心情会是怎样？……

先给自己痛苦，再给自己快乐。相信老二和老三在思考这些问题后都能够清晰地看到未来的自己会是什么样，也明白到底要选择成为哪一个自己。

真正厉害的人从来不说自己厉害，你看我什么时候说自己有超强的行动力、意志力、学习力、自控力和自律力。我没有养不成的好习惯，也没有戒不掉的坏习惯，因为老大已经被我训练得非常强大，能够说服老二和老三一起走向正确的轨道，做正确的事，并且让它们都得到满足。老二开始对阅读产生欲望，对健身产生欲望，对跑步产生欲望。老三获得幸福、愉悦、充实、快乐的正面情绪。三脑合为一体，这就是行动力爆棚的秘诀。

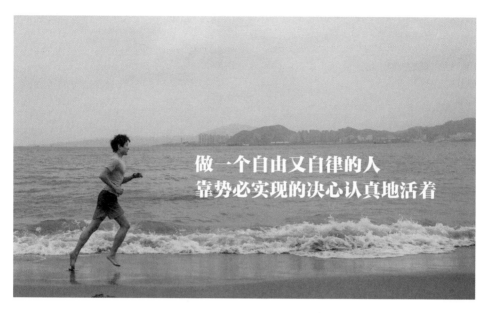

做一个自由又自律的人
靠势必实现的决心认真地活着

    在面对美食诱惑的时候，在面对追求舒适安逸的时候，我们要选择成为健康、优秀、自信、拥有好身材的那个自己，而不是肥胖、多病的那个自己。选择控制饮食，开始运动，利用瘦身闭环从认知、心理、运动、饮食、睡眠多维度全方位地开始瘦身，利用时间的复利效应，我们必将会成为想要成为的自己。

下一步 *行动*

□ 1. 每当做一件困难的事情时告诉老二：做这件事有什么意义，能获得什么好处，能满足哪些需求；告诉老三：如果不做这件事会有什么严重后果。

□ 2. 做到三脑一体，知行合一，就会拥有爆棚的行动力。

每天
三分钟
燃脂运动

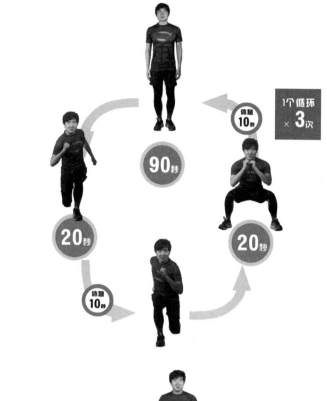

起始站立姿势，左脚向前迈出一步呈弓箭步，使右膝几乎贴近地面，跳起在空中交换双腿位置，落地后左腿呈弓箭步，右膝几乎贴近地面。再一次跳起，双脚打开，落地后做一个深蹲后回到起始姿势。

做 20 秒，休息 10 秒，循环 3 次

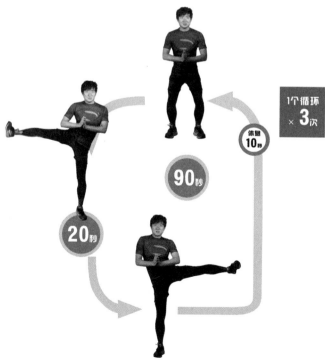

站立，双手在中间并拢，膝盖弯曲。伸直左腿伸向一侧，尝试尽力抬高且不要扭转身体，然后返回到起始姿势。再伸直右腿伸向另一侧，始终保持腹部肌肉收紧。

做 20 秒，休息 10 秒。循环 3 次

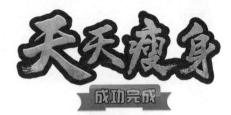

成功完成

恭喜你又完成了一次训练！在锻炼中挣扎力量才会增长，当你克服困难不想放弃时，这就是力量。

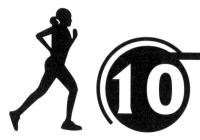

改变致胖环境的 3 大狠招

狮子妈妈教育自己的孩子："你必须跑得再快一点，再快一点，你要是跑不过最慢的羚羊，你就会活活饿死。"狮子爸爸在一旁说道："别难为孩子了，咱们这是在动物园好吗？"

生活在致胖环境中的我们就像生活在动物园中的狮子，如果我们不改变致胖环境就会被环境所改变。

有位学员问我：自己的生活环境很容易发胖，减肥又会受到身边人的不解和嘲笑，应该如何应对？

当别人对你说"你那么瘦，还减什么肥"的时候，要相信镜子和卷尺，它们不会骗你。

美不美是主观审美，胖不胖则有客观认定标准。

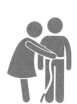

人和人的差距实质上是认知上的差距，有的人脑子里是鲜花盛开的美丽花园，有的人脑子里是恶臭熏天的黑暗沼泽。美丽的花园容易滋生野草，要看护好你的花园，不要让消极的东西总是占据我们的心灵，更不能让野草横生。

我们要知道自己想要的是什么，想要成为什么样的人。明确了这一点就不会在意别人会怎么想。

松下电器创始人松下幸之助自幼体弱多病，父亲做投机买卖破了产，贫穷使他小学都没毕业，10 岁就去当了学徒；18 岁时父母双亡，兄弟全都早早离世；20 岁差点因肺结核死掉；40 岁前有一半时间是在病床上度过的，医生说他活不过 50 岁。创立松下电器后，每天工作到很晚，他坚信自己愿望的正确性，相信"心有所愿，必会实现"。对他来说，困难越大，斗志就越强。

好莱坞导演李安在 37 岁前怀才不遇，屡败屡战，赋闲在家当了 6 年的家庭煮夫。但他并没有放弃，他性格里那股中国人的韧性拯救了他，亦成就了他独一无二的电影。李安最终成为第一位两度获得奥斯卡金像奖的亚洲导演，第一位获得奥斯卡最佳外语片奖的华人导演。李安说："无论你遭遇到什么，要记得你心中的卧虎，它会警醒你坚持下去。只有你实现梦想的时候，你才会发现之前的所有都不会浪费。"

他们为什么能这样去做事情？能够忍受这些磨难？

因为他们知道他们想要什么，想要成为什么样的人。凡不能杀死我的，必将使我强大。

为什么要去在意别人怎么看，别人怎么评价呢？

世上最聪明的人之一查理芒格说：获取普世的智慧，并相应地调整你的行为，即使你的特立独行让你在人群中不受欢迎……那就随他们去吧！

在这些牛人眼中获取真正的普世智慧、能力增长和达成目标才是最重要的，他们根本不在意别人的评价。

面对别人的言论、眼神，能抵抗得住并不容易。但一旦我们知道自己想要什么，想要成就什么，我们就拥有了抵抗的能力。

我们以为在控制环境，却是环境在控制我们

看到那么多人晒新年计划就知道我们并不缺少积极的想法，缺少的是把积极的想法持续做下去的行为。而致胖环境就是我们践行的敌人和最大阻碍。

我们以为自己在控制环境，实际上却是环境在控制我们，环境在不知不觉改变着我们的行为习惯，让我们变成自己都不认识的人。

哈佛大学的社会学家尼古拉斯对美国波士顿地区 30 年间的居民健康状况进行调查，结果发现，配偶发胖，你变胖的机会比常人多 37%；兄弟姐妹中有人变胖，你变胖的机会比常人多 40%；朋友之中只要有一个人变成胖子，你变胖的机会多 57%。

克里斯塔基斯的研究表明一点，肥胖具有社会传染性，因为具有相同饮食爱好或运动习惯的人会经常在一起，亲朋好友的身体变胖发福，还会让自己模糊标准体重的概念，不由自主地向他们看齐。

所谓近朱者赤，近墨者黑，那么，近胖者肥。

如果正巧身处于这样的环境中，需要做的并不是离开朋友，而是内心的坚定和改变致胖环境的方法。

满肚肥油好苦恼，天天瘦身有法宝。下面为你分享改变致胖环境的 3 大狠招。

改变致胖环境的 3 大狠招

因为你不对自己狠，世界就会对你狠。

狠招一：消灭环境中的一切致胖诱惑

我在戒烟时扔掉了家里所有的打火机、烟灰缸等诱发烟瘾的物品。在减肥时也要同样摆脱色香味诱人的糖果、零食、碳酸饮料等高热量加工食品。世界上有数之不尽美味又健康的天然、新鲜、绿色食物，想要减肥就必须摆脱高热量、高糖、高添加物的精加工食品。把垃圾食品扔掉，扔掉，全部扔掉。

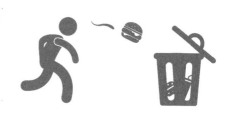

狠招二： 邀请身边好友共同参加减肥比赛

你可以把本书作为礼物送给你的好朋友、同学、同事，举办一些"办公室甩肉大作战""马甲线姐妹团 PK 赛"这样的小型减肥比赛，让她们也一起瘦身、一起变美、一起填写 100 天瘦身计划表，每天在朋友圈打卡，在办公室的墙上贴一张所有人的体重表，包含初始体重和累积减重量，每周更新一次，比比看谁能在 100 天内减得更多，垫底的人请客。

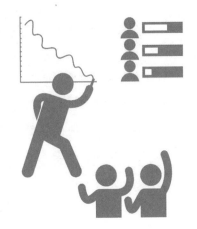

记录初始体重后，每个人都在同一起跑线上，当体重暴露在所有人的目光下，谁还好意思长胖呢？

只要有人参与，你的环境不仅不会拖后腿，还会形成促进作用，帮你更快达到瘦身目标。一起吃饭，不如一起出汗。

狠招三： 扔掉宽松衣服，买紧身衣和低腰裤

有的女生上身衣服很紧，看起来比较瘦，可是一坐下来，不得了了，肉就直接摊在裤子外面。

丰满的姑娘喜欢尝试宽松风的衣服，既舒适又自在，还能遮挡赘肉。可是一旦习惯了穿宽松大码的衣服，就很难再瘦下来。

我们总是用服饰搭配来修饰身形，可最终胖会变成月半，无法掩盖。所谓"腰粗裤子紧，一览众衫小"，再高端奢华品位独特的服装，也只会在你皱着眉头从试衣间走出来时严肃地对你说：对不起，我们已经尽力了。

身材就是男人的超跑，女人的爱马仕，是最为昂贵的的奢侈品。它代表着健康、自律和永不放弃。

我之前穿 XL，现在穿 M，但这些 M 的衣服都不是现在买的。穿 XL 时我就扔掉了所有大码衣服，只留一两件，出去买衣服也都买小两个码，不用试，因为根本就穿不上。不仅如此我还刻意去买紧身、修身的衣服，就是那种很显身材但有一点肥肉就会爆出来的那种。

导购看不下去了说：宽松的衣服比较随性，还可以遮肉。

我的内心万马奔腾：遮，遮什么啊，我和脂肪君已经分手了……

这种不给自己留后路，要么瘦要么冷，要么没衣服穿的囧况迫使我不得不去减肥。人都是逼出来的，不逼自己一把，你永远都不知道自己能有多瘦。

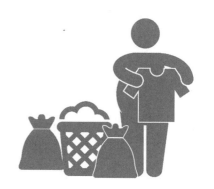

评论区

66　666666　66 66 6666　6666 可以啊、6666　666666　66 666 666666 66 6666　太狠了
666666　6 6666 66 666 66666　666　666666　666666 666666　6 666 666666　66 6666
6666 干货啊、6666 666666　66 666 666666 66 6666　666　666666　66 66 6666　6666 没毛病
6666 666666 瘦成闪电　66 666 666666 66 6666　完美 666666　6 6666 66 666 666666　666
666666　66666

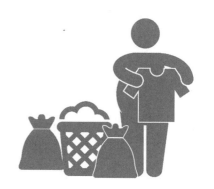

下一步行动

□ 1. 消灭家中的一切致胖诱惑。扔掉垃圾食品、碳酸饮料、高热量零食。

□ 2. 邀请身边好友共同减肥，一起吃饭不如一起出汗。

□ 3. 购买能展示身体线条的衣服，抱着必胜的决心，迟早有一天会穿上。

每天
三分钟
燃脂运动

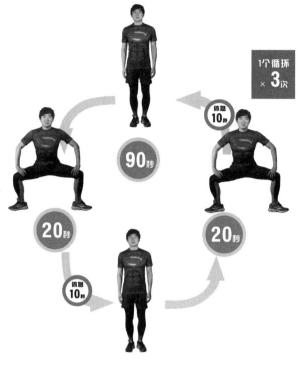

双脚平放站立，双手放在身体两侧。侧跨一步，重心下降往下深蹲使臀部接近地面，同时保持背部直立。脚尖朝外，然后把双手放在大腿内侧，轻轻地向外侧按压帮助拉伸。回到起始位置，重复。

做 20 秒，休息 10 秒，循环 3 次

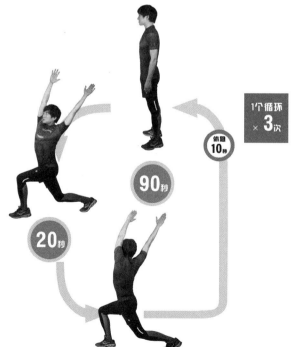

站立，双脚与肩同宽。右腿后退一步，同时下降身体重心左膝盖弯曲 90 度。举起双臂转向左肩拉伸背部。恢复站立姿势后左腿后退，向右拉伸至另一侧。

做 20 秒，休息 10 秒。循环 3 次

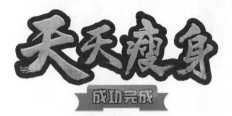

恭喜你又完成了一次训练！健身是世界上最公平的事，付出多少，收获多少。

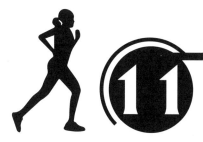

高效达成瘦身目标 4 步法

Baby：什么时候减肥最好？

我：30 岁之前。

Baby：为什么？

我：30 岁之后你就习惯了。

有些女生认为什么时候减肥都一样，自己现在年轻貌美婴儿肥，运动好辛苦，不如以后发福了再减。

其实这种想法大错特错，如果长期不运动，30 岁之前和 30 岁之后的减肥难度会差很多。

长期不运动的女生，超过 30 岁以后整个基础代谢会变得很差，以前吃很多都不会胖，就算变胖少吃一点也能很快瘦下来，但是现在减 2 公斤就要减得你死我活，吃一餐就又回来了。

30 岁之后，因为长期不运动，肌肉量会减少，这也会导致基础代谢下降。这里我们回忆一下减脂公式：饮食摄入的热量＜基础代谢量＋日常活动量＋运动量。

基础代谢下降后，会拉低公式右边整个的能量消耗总量，产生热量盈余，形成脂肪，长期持续下去身体就会发福。

如果你能在代谢高的时候就形成易瘦体质，30岁之后就能跳过发福这个阶段，"享瘦"美丽人生。

好消息是本书的方法没有任何极端饮食和变态训练，适用于任何年龄，利用瘦身闭环达成减脂公式就能让你轻松瘦身。

要达成瘦身目标具体应该怎么做呢？下面为你介绍高效达成瘦身目标的四步法。

第一步：设定适合自己的 SMART 减肥目标

设定适合自己的 SMART 减肥目标

- 具体的
- 可测量的
- 能让人兴奋的
- 现实可以达成的
- 有截止时间的

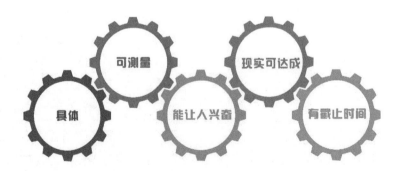

想要高效达成目标，第一步就要设定明确清晰有效的目标。很多人之所以无法达成目标，在这个环节就出了问题：目标不够明确，不够具体，太过于宽泛。

例如：我要减肥，获得完美的身材，这就不是一个有效明确的目标。什么叫完美？如何定义完美？是没有多余的脂肪，还是六块腹肌马甲线？

一个有效的目标必须符合 SMART 目标模型，即：具体的、可测量的、能让人兴奋的、现实可以达成的、有截止时间的目标，只有符合这 5 个要求的目标才能够称之为是目标。

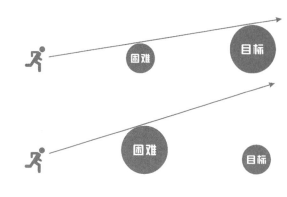

所以，一个符合 SMART 模型原则的有效目标应该是：我要开始减肥，从今天开始在 100 天时间减重 20 斤，体脂降到 15%。

符合 SMART 原则只是目标设定的第一步，第二步是找到适合自己的瘦身方法。

关于目标设定，王健林会告诉你先设定一个小目标，比如赚它一个亿。这样的建议对你一点帮助都没有。同样，你去问施瓦辛格如何达成目标，他会告诉你每天早上醒来的第一件事就是拿起哑铃来 100 个前平举。科比会对你说，你见过洛杉矶凌晨 4 点的样子吗？

这些达成目标的方法未必适合你，因为我们不是专业运动员，也不用去参加健美比赛。我们的目标是瘦身并拥有健康的身体，充沛的体能、精力以及好身材。

这一点必须明确，否则容易跑偏。一些学员在健身后开始追求手臂维度，跑步后开始追求配速和名次，要知道跑得再快或把手臂练得和大腿一样粗能夹死一头牛，也并不会让你看起来穿衣显瘦脱衣有肉。

和你想的不一样，大多数人跑步的速度不是太慢，而是太快。超过燃脂区间的跑步速度变成了无氧运动，燃烧不到脂肪，还会对关节身体造成更大的冲击。这里建议采用超慢速跑步法，能让心率停留在有氧燃脂区间持续燃烧脂肪，追求最高效率。既不会让自己跑得辛苦，还能减脂效能最大化，事半功倍。

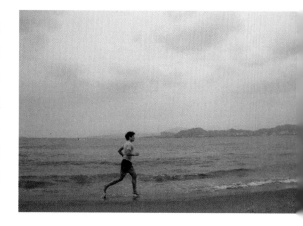

第二步：发现减肥过程中遇到的问题和障碍

设定好明确有效的目标后就要开始行动，向着目标大步迈进。在这个过程中必然会发生一件事情，那就是你会遇到障碍，各种各样的障碍。只要你想达到目标，就肯定会遇到这样的障碍。

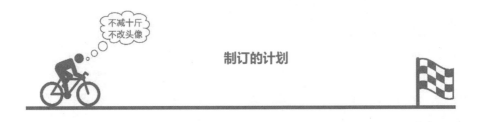

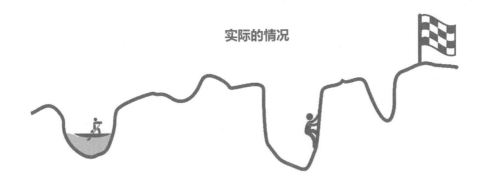

例如，体重这几天没变化了，是不是到了平台期？最近很忙没有时间运动，外卖太油腻热量超标……

很多人在遇到问题时马上就开始妥协，趁着这个借口放飞自我，随心所欲，导致减肥失败。

我以前遇到问题总是绕过去躲过去，不和它正面交锋，想曲线救国。自以为很聪明，实则非常愚蠢，过了一段时间，发现这个问题变成了更大的问题，又重新回到了自己身上。

而自己因为躲避了问题，没能获得正面和负面反馈、经验和解决这个问题的能力，面对这个大问题会更为棘手。

相反，如果面对问题能够做到直面它，和它死磕，并最终解决掉这个问题，那么恭喜你，你的能力得到了提升，每解决一个问题你的能力就提升一分。比如前面提到的那些减肥中的障碍和问题都是有解决方案和套路的，到了平台期，可以同时调整瘦身闭环中的认知、心理、运动、饮食、睡眠中的一环或多个环节，没时间运动可以利用碎片时间轻健身，增加消耗和代谢；跑步太累，可以用超慢速跑步法高效燃脂；外食太油腻可以过水……

第三步：诊断遇到的具体问题，用瘦身闭环进行改良

遇到问题和障碍之后，我们要想办法去解决它，解决问题首先要对问题进行诊断，找到它的根本原因。

好的行动积累好的结果，如果没有得到好的结果，其中必然存在某种原因。

一天可以背 5 个单词的人，一年后就能够记住 1825 个英语单词，5 年后就能够记住 9125 个英语单词。如果没有出现这个结果，那么必定是其中出现了什么问题，需要找出原因。

导致失败和问题的原因有直接原因和根本原因。直接原因很好解决，但不能解决本质问题。找到根本原因并彻底消灭才能根治遇到的这些障碍。

有的人肥胖的直接原因可能是因为喝了太多奶茶和碳酸饮料，如果单从这一个点来改善，原来一周喝 3 次奶茶，现在就一杯都不买。900×3=2700 大卡热量，一周就避免了差不多一斤的脂肪长在身上，但这还不足以让人变瘦。

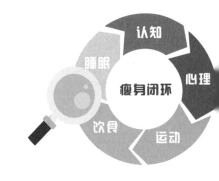

肥胖的根本原因是什么呢？是因为生活习惯不够好使认知—心理—运动—饮食—睡眠不这个瘦身闭环系统中的链条出现了偏离。反过来，我们要养成好的生活习惯，就需要对瘦身闭环系统中的每一个要素进行调整。

也许是因为没有正确的减肥方法和观念，或者因为缺乏意志力，只有减肥的心，没有行动的力。那就在认知和心理环节进行学习和调整。

找到肥胖的根本原因后，就要根据瘦身闭环进行改良。

第四步：持续践行直至减肥成功

最后一步是坚定地践行，把瘦身闭环和你的减肥目标联系起来。

所有的成功人士在达成目标的道路上都不害怕遇到问题，甚至为此感到兴奋、激动、高兴。他们又一次获得了成长进步的机会，诊断问题、设计方法、执行方法后，这个问题将被解决，而能力和经验也得到了增长。他们从来不害怕别人的评价。

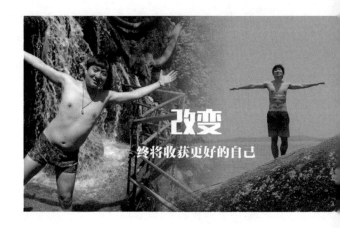

我经历过这样的思维转变，多年来都活在证明自己的牢笼里，直到有一天我发现自己内心那颗不死的种子，已经无法忍受时光白白流逝，自己仍然过着"活给别人看，证明给别人看"的生活。

跳出"活给别人看"的牢笼束缚，就能遵循自己的内心，体验到身心合一的喜悦和幸福感。

高效达成瘦身目标4步法

- SETP1：设定明确的减肥目标
- STEP2：发现减肥过程中遇到的问题
- SETP3：诊断遇到的具体问题，用瘦身闭环进行改良
- SETP4：持续践行直至减肥成功

成功的反面不是失败，而是什么都不做。什么都不做当然也就不会失败，不做任何的挑战，躲在自己舒适区里被旧习支配，每天做着千篇一律重复的事情，虽然没有看得见的失败，但也不会有多么大的成功。只有经历失败，才能有所收获，学到东西，获取更大的成功。面对困难和挑战，别做缩头乌龟胆小鬼，要勇敢地站出来摆好 POSE 对它说：你过来啊！

下一步 行动

□ 1. 给自己设定一个具体的、可测量的、能让人兴奋的、现实可以达成的、有截止时间的减肥目标。

□ 2. 遇到问题后不要逃避，要死磕，利用瘦身闭环寻找问题根源，彻底解决掉它。

□ 3. 坚定地持续践行。

每天
三分钟
燃脂运动

_____

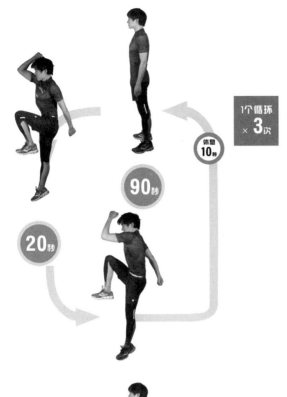

站立，右脚蹬地向上跳起，把左腿膝盖抬向胸部。双手在身体两侧及时摆动，保持背部挺直。落地后左脚蹬地脚向上跳起，抬高右腿膝盖。

做 20 秒，休息 10 秒，循环 3 次

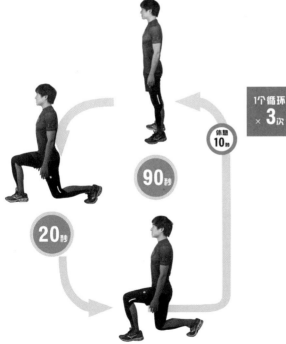

站立，双脚与肩同宽。右腿向前迈出一步，降低身体重心直至右腿大腿与地面平行。在不站起的情况下，左腿向前迈出一个弓箭步，背部挺直。左右向前交替行走 20 秒，休息 10 秒。

做 20 秒，休息 10 秒。循环 3 次

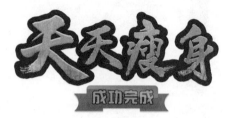

成功完成

恭喜你又完成了一次训练！比起后悔，我更喜欢第二天的酸痛。

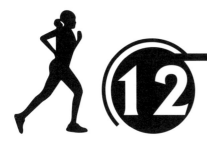

永远到底有多远？
减肥不过是说出来吓唬一身肉罢了

减肥最怕遇到瓶颈期，它是打垮意志力的恶魔，很多人会在这个时候减不下去而停滞不前。

刚开始减肥，脂肪君还不知道我在干吗，想"胖子每天吭哧吭哧地跑什么呢？"每天我都转动瘦身闭环达成减脂公式，体重开始慢慢减少，一段时间之后它们反应过来了："这是主人不爱我了，要抛弃我了啊！"

脂肪君心有不甘："我跟你相依为命，同甘共苦了这么多年，想不到今天……你说不要我就不要我了！"

"虽然你不爱我，但我却依然爱着你，你若不离，我亦不弃，你若安好，便是晴天……霹雳！"

脂肪君一开始反击，减肥就进入了瓶颈期。

如何破局，让体重继续下降突破瓶颈期呢？为大家分享我的两个心法：设定第一优先级和单点突破法。

减肥平台期 破局

- 设定你的第一优先级

- 单点突破法快速破局

设定你的第一优先级

所谓成功就是不断地达成自己设定的目标，在一个时间阶段内把这个目标作为第一优先级全力以赴地接受挑战，战胜困难，突破困境，达成目标。

在戒烟时摆脱身体对尼古丁的依赖，戒除烟瘾就是我的第一优先级；在减肥时转动瘦身闭环去运动就是第一优先级；在写作本书时分享我经过反复学习试错、总结迭代得出的经验与方法帮助更多人树立正确减肥观念，用最小意志力损耗快速达成瘦身目标就是我的心愿。所以，在这个阶段，写作就是我的第一优先级。

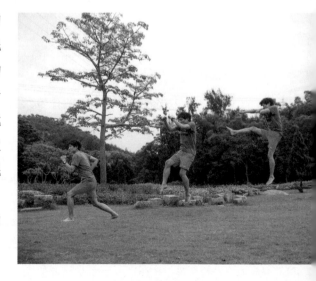

做产品讲究刚需、高频、痛点。研究了大量的事实和案例，我发现减肥最大的痛点既不是运动的方法也不是饮食的窍门，而是瘦身闭环中的认知和心理两个环节，这两个问题不解决好，就算买来再多营养学、生理学、健身的书籍也会没时间读，没动力做，更遑论成功瘦身了。

单点突破法快速破局

李阳的疯狂英语曾经风靡全国，他有一个"三最训练法"：最快速读3遍，最大声读3遍，最慢速读3遍。还有一个方法是"一口气训练法"：把一个单词用一口气一直反复读，一直读到这口气没有为止。

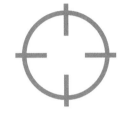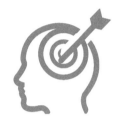

本质上这都是单点突破法，对同一个单词反复练习形成大脑的肌肉记忆。

人类大脑只适合单线程运行，如果你同时做很多事，可能最后一件都做不好。如果你想要同时养成10个习惯，那肯定一个都无法坚持到底。一次只养成一个习惯，一次只突破一个局限，反复循环，把上一次的成功经验叠加到下次达成目标的套路上才是更为明智的选择。

持续减肥不见效或反反复复减肥反弹恶性循环实际上会浪费更多宝贵时间。平衡的结果就是平庸，要追求长期维度下的人生平衡，而不是短期内每一件事都想一碗水端平做到面面俱到。有人戒了几十年的烟，减了一辈子的肥，而正能量瘦身法在100天内歼灭脂肪君，在此之后几十年都能够享受到健康的红利，哪个更划算？

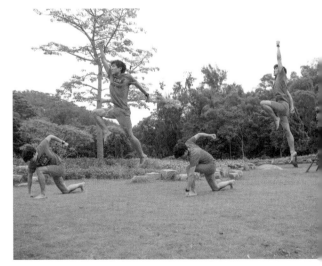

每个人想要的东西都很多，希望生活事业平衡。既想要事业有成赚更多钱，又想要有大把的时间享受生活；既想要走四方吃遍天下美食，又想要瘦成闪电展露马甲线……

"平衡"这个词把它们当成了矛盾体放到了对立面，其实它们并不是硬币的两面，是可以融合在一起相辅相成的。你在享受美食的同时，用一些技巧可以补充蛋白质增加瘦体重而不会热量超标囤积脂肪。

永远到底有多远

在面对全身进击的脂肪时，那些更容易放弃的人认为肥胖是永久性的。而能够战胜肥胖成功瘦身的人则从一开始就坚信自己必定会获得成功。

如果把肥胖想成"永久""终身""一直"，就是悲观的人；如果肥胖看作"以前""暂时""最近""这段时间"当成过去式或偶然事件，就是乐观的人。

悲观型减肥者

我是易胖体质喝水都会胖

能吃是福，我胖我骄傲

什么方法我都试过了就是瘦不下来

胖子没前途

网上说吃了饭不能运动，我一直按网上说的做

乐观型减肥者

我使用瘦身闭环成为易瘦体质

开心减肥，快乐瘦身

有效的方法留下，无效的习惯改变

每一个胖子都是潜力股

……

面对肥胖，悲观者喜欢永久性的时间维度，而乐观者喜欢短期的时间维度。对时间长度的解释决定了完全相反的两种不同心理倾向，对肥胖问题持永久性的看法会造成长期的习得性无助，在减肥过程中遇到挫折时很容易放弃、垮掉甚至自暴自弃。而对肥胖问题持暂时性看法的人在遇到挫折时能够很快重新振作起来，当他取得成效时会继续努力。100天瘦身计划表能够让你以一日论成败，每日填写，每一天都能感受到即时反馈，减少自我损耗，提高自我效能，看到实实在在的进步也能提升自信避免焦虑，让心态更为乐观积极。积极乐观的心态反过来又能推动瘦身闭环运转，由此便可以实现良性循环。

世间所有的胜败争斗，最痛苦的并不是失败之际，而是承认失败之时。你要知道你是独一无二的，你独特的品质、长处和才能是上天赐予你的礼物，谁也无法取代你的角色。遭遇挫折时学会用你的左手温暖你的右手，没有人能让你放弃你自己，唯一可以放弃你的就只有你自己。我们要不断提升让自己变得更好，每日精进，日拱一卒，一天一次，每次一步。

以一日论成败

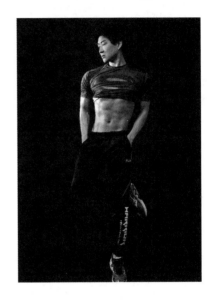

下一步 行动

☐ 1. 去了解事实，看看减肥成功的人是怎么想的，怎么做的，使用了什么方法。

☐ 2. 在100天内把减肥这个目标作为第一优先级全力以赴地接受挑战，战胜困难，突破困境，达成目标。

☐ 3. 用100天瘦身打卡提升自我效能，以一日论成败。一次只养成一个习惯，一次只突破一个局限，反复循环把上一次的成功经验叠加到下次达成目标上。

每天
三分钟
燃脂运动

_____

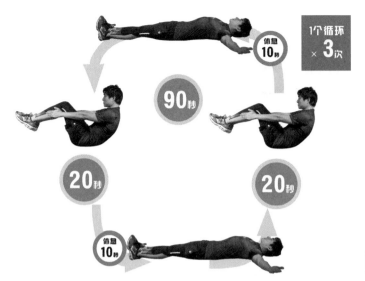

仰卧，双手向身体两侧打开。
弯曲膝盖抬腿的同时肩部和背部离
开地面，双手伸直触摸小腿两侧。

做 20 秒，休息 10 秒，循环 3 次

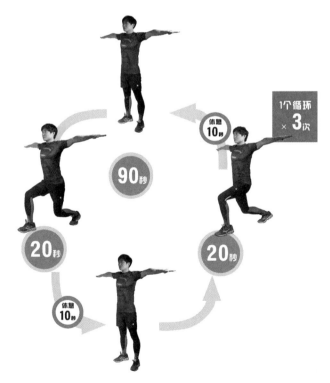

站姿，双脚与肩同宽，脚尖向
外，双手向身体两侧伸直。右腿向
前跨出一步，左腿弯曲降低重心呈
半蹲姿势。退回到站姿，左腿向前
跨出一步，右腿弯曲降低重心半蹲。
双手始终保持平行伸展。

做 20 秒，休息 10 秒。循环 3 次

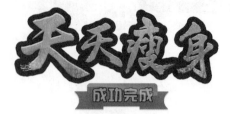

恭喜你又完成了一次训练！趁自己还年轻，给一个自己牛的机会！

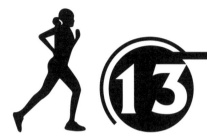

腰粗一寸命短一年，赚得了全世界，失去健康又如何

有的人是呼吸都长肉的易胖体质，还有的人吃得很多却从不发胖。有时不禁感叹上天不公，有人需要付出极大的努力还无法换来想要的结果，而有人无须努力颜值身材都唾手可得。

然而人生又是公平的，它在关闭一扇门的同时也打开了另一扇窗。正是由于人生打磨了我们的意志，在不断的习惯养成和刻意练习中，我们变得更加健康，更加强大。

挣钱再多全在身外，时间再少也要关爱身体

很多人常年不运动，身体处于亚健康状态，抽烟喝酒肆意放纵，坚持不运动，坚决不减肥，年轻时拿命换钱，老了拿钱换命，走上这条路的年轻人前仆后继络绎不绝。

不知从何时开始，社会变得愈发浮躁功利，人们太过于看重物质回报和世俗的功名利禄，忽视了对身体的关爱，对健康的关心，对自己和家人的关怀。

有人认为发福是营养好、吸收好、心态好，心宽所以体胖；还有人把发福作为富裕的象征，人前爱炫富展露啤酒肚，心想"我花钱把自己吃这么胖，为什么要减？"但肥胖其实是一种病，有病就得治。

肥胖就是病，胖起来要人命

世界卫生组织（WHO）定义肥胖是一种慢性疾病，定义超重为体重指数 BMI > 25，肥胖为指数 BMI > 30。

中国定义超重为 BMI > 24，肥胖为 BMI > 28。同时男性腰围 > 85cm，女性腰围 > 80cm，定义为腹型肥胖。

肥胖不仅影响美观，而且降低了生活质量，如不能得到有效防治还可能危及生命。肥胖在美国成为仅次于吸烟，位居第二的死亡原因。它是高血压、高血脂、糖尿病、冠心病、脂肪肝、呼吸系统疾病等多种慢性病的重要危险因素。更严重的会使人们患上肠癌、前列腺癌、乳腺癌等癌症，这些都跟肥胖有关，越胖危险就会越大。

肥胖与糖尿病呈正相关。美国糖尿病协会报道，轻度肥胖者患糖尿病的危险性上升 2 倍，中度肥胖者危险性上升 5 倍，而重度肥胖者危险性上升 10 倍。研究表明减肥能预防肥胖者罹患糖尿病。

肥胖分为苹果形身材（腹型肥胖、中心性肥胖）和梨形身材（周围型肥胖）两种。腹型肥胖者的脂肪主要积聚在内脏周围形成啤酒肚，而周围型肥胖者的脂肪主要积聚在屁股和腿上。

全球性肥胖，除了肥胖率增加，肥胖部位向苹果形身材转移是更为严峻的问题。

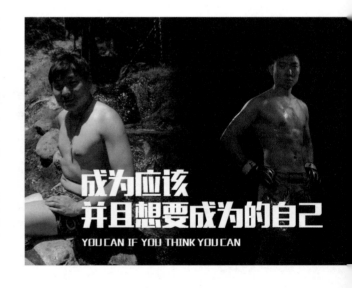

知名医学杂志《柳叶刀》2016年发表了全球成年人体重调查报告，中国已经超越美国成为全球肥胖人口最多的国家，拥有4320万肥胖男性和4640万肥胖女性，分别占全球的16.3%和12.4%，肥胖总人数高居世界第一。与欧美人不同，亚洲人更易积聚腹部脂肪。我国成年肥胖人群中绝大多数

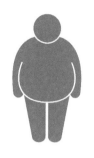
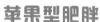

苹果型肥胖

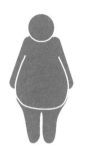

梨型肥胖

（占96%）和超重人群中大多数（占73%）为苹果形身材。相对梨形身材，苹果形身材身体中的内脏脂肪对身体健康危害更大。

腰围和腰臀比测量被广泛应用于腹部肥胖的诊断，因为与BMI相比，腰围与心血管疾病危险因子间的关系更加密切。随着腰围的增加，血压、血糖、血脂状况逐渐朝着不利于健康的方向发展。

长胖会先胖在哪里？有人先胖脸，有人先胖腿，有人先胖肚子。其实都不对，胖人先胖肝，最早囤积脂肪的部位是肝脏。脂肪肝与肥胖也有密切关系，肝内的脂肪堆积程度与BMI成正比。肥胖引起的脂肪肝叫非酒精性脂肪肝，如果再加上喜欢喝酒，患上脂肪肝的机率就会更高。如果不引起重视还会发展成肝硬化、肝癌。

法式鹅肝是道西餐有名的前菜，很多人都爱吃。口味独特的鹅肝配上红酒，红酒的葡萄幽香能带出鹅肝丰腴而细腻的口感。欧洲人将鹅肝与鱼子酱、松露并列为"世界三大珍馐"。

其实美味的鹅肝就是鹅的脂肪肝，鹅成长到一定阶段，农场主会把30多厘米长的铁管塞入鹅的喉咙中，早中晚三餐灌食，喂养的鹅被围栏圈定在狭小的范围内，使其运动量大大减少，让它们身体摄入的食物热量全部转化为脂肪，囤积在肝脏内形成脂肪肝。由于营养长期过剩，原本小而精瘦的红色肝脏会长成正常尺寸10倍大的黄色肝脏，含脂量高达50%～65%。鹅肝最终长成了所谓的顶级产品。

减肥过程中最先分解脂肪的也是肝脏，所以运动减肥对防治脂肪肝有很大作用。

由于长期体重过重，还容易得关节炎，腰腿疼痛。肥胖者由于上呼吸道脂肪沉积、管腔狭小，容易产生睡眠呼吸紊乱。

肥胖的人，皮下脂肪会增厚，使毛细血管大大扩充。在心率正常的情况下，心搏出量会大为增加，长期负担过重就会诱发左心肥厚，血压升高。苹果形身材比梨形身材有更高的代谢综合征危险，患高血压的危险会增加 6 倍。

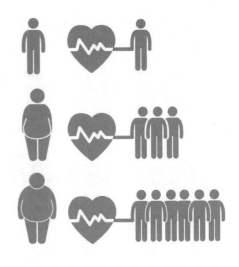

减肥前我很怕热，走两步就喘，上楼都感觉力不从心。年纪轻轻的为什么会有这种感觉呢？

我们每个人的心脏都是一样的，而脂肪对热量来者不拒，可以无限量地囤积。有的人 100 斤，有的人 200 斤，相同的心脏的负荷就完全不同了，心脏泵出来的血有的是给一个人用，而有的是相当于给 2 个人用，有的是相当于给 10 个人用，当然就容易供不上了，大脑就会缺氧，感到四肢无力，头晕目眩。

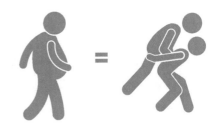

走路、上楼都需要带动更多体重，而肌肉的力量却是有限的。200 斤的人上楼就相当于肩上还扛了一个人，身体的负担这么重自然会感到加倍疲累。

肥胖者体内脂肪增加，血液中的脂肪也会相应增加，同时血液中的甘油三酯和胆固醇就会增加，这就是高血脂。而高血脂又会诱发动脉硬化、高血压、冠心病和脑血管病。

肥胖导致的动脉硬化是一个漫长的过程，在头 10 年里不会堵塞血管，血液循环良好。20 年的时候血管中脂肪堆积在血管壁上，血管就开始变窄了，四车道变成两车道。30 年的时候血管中的空间越来越小，就有可能会造成拥堵，这种拥堵一旦发生就是致命的，堵在脑子里就是脑梗死，也就是中风，堵在冠状动脉就是心肌梗死。

肥胖导致这些疾病是一个漫长的过程，很多人在这个过程中意识不到其中的危险，反而自我感觉良好，但这是一种假象，有潜在的危险。

美国疾病控制中心称，必须像对待传染病一样对待肥胖。

胖了就得减，别指望肥肉自己走丢

肥胖是用未来的健康换取现在快乐的健康负债。

超了标就要进行减肥运动，不要等你不舒服再去做运动，那时候就晚了。不要让事物等到无法挽回的时候才开始采取行动，这是智者的行事谏言。

更重要的是形成良好的生活习惯，拒绝垃圾食品，选择健康饮食。垃圾食品虽然不会立即造成食品安全事故，但各种添加剂和反式脂肪作为潜在的危害多年后会在身上体现。

转动瘦身闭环达成减脂公式能够使人长期、持续地处于能量摄取与消耗的负平衡状态之中，以使体内过剩的脂肪组织转换为能量并释放，从而达到减少脂肪、减轻体重的目的；当体重减轻到理想体重后，保持能量摄入与消耗平衡，就能防止肥胖复发。

下一步 行动

☐ 1. 像对待传染病一样对待肥胖，尤其是脂肪堆积在腹部的中心性肥胖。

☐ 2. 肥胖是用未来的健康换取现在的快乐的健康负债。现在就开始运动，不要等到事情无法挽回的时候才开始采取行动。

每天
三分钟
燃脂运动

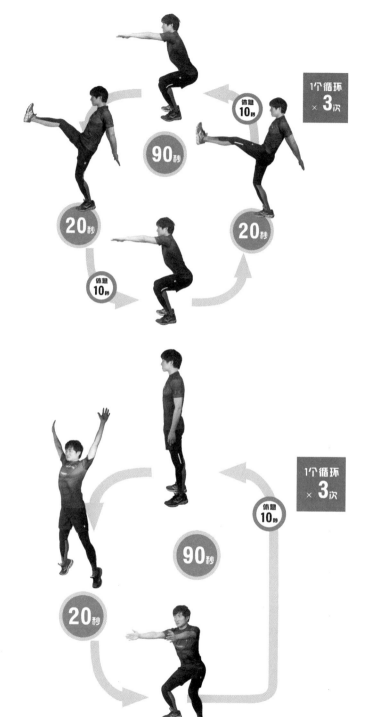

1个循环 ×3次

休息 10秒

90秒

20秒

20秒

休息 10秒

双手向前伸直，做一个深蹲，站立的同时双手往后压，右腿用力上踢。回到深蹲姿势，站立时双手往后压，左腿用力上踢。

做20秒，休息10秒，循环3次

1个循环 ×3次

休息 10秒

90秒

20秒

站立，双手举过头顶向上跳起，向空中跳起的瞬间尽可能宽地向两侧打开双臂与双腿。落地的同时做一个深蹲，接着继续做2个深蹲，然后再次跳起。

做20秒，休息10秒。循环3次

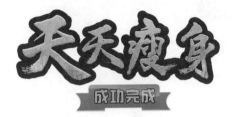

成功完成

恭喜你又完成了一次训练！不断奔跑，才能更靠近梦想。

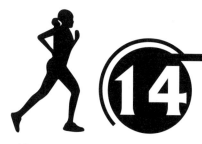

养成易瘦体质永不反弹的 7 个习惯

减肥是通向好看的必经之路，可对很多人而言，别说减肥了，光是控制体重不增长就已经耗尽了所有力气。

为什么减肥这么难？为什么有的人吃很多就是不胖？怎么样才能像他们那样躺着也能瘦？

很多人以为吃不胖的人命好，体质是天生注定、无法改变的。但其实主导体质变化的原因就是生活习惯，只要拥有好的生活习惯，有正确的认知、心理、运动、饮食和睡眠，就可以把易胖体质转变成易瘦体质。

满肚肥油好苦恼，天天瘦身有法宝。以下七个习惯是你减肥期间最应该养成的生活习惯，每一个都能帮你燃烧脂肪合成肌肉，并逐渐形成易瘦体质。

习惯一：多运动激活棕色脂肪

我们都知道脂肪有两种，皮下脂肪和内脏脂肪，皮下脂肪只是让你难看，内脏脂肪才会真正要你的命。因为它会影响脏器的功能，让你产生种种疾病。

近几年的最新研究表明，除了内脏脂肪和皮下脂肪之外，我们身体内的脂肪还分成两种：白色脂肪和棕色脂肪。白色脂肪让你胖，棕色脂肪让你瘦。

北极熊冬眠的时候躲在雪堆下面，它能够不吃不喝熬过寒冷的冬天，就是因为它身上有棕色脂肪在燃烧。我们人类身上也有这种棕色脂肪，比如婴幼儿期的小孩子，身上就有很多棕色脂肪。它会一直燃烧并产生热量。进入成人期以后就减少了。

白色脂肪主要作用是储存热量，我们之所以胖是因为白色脂肪太多。棕色脂肪主要作用是产热并促使白色脂肪分解。

所以正确的方法是打造易瘦体质，而易瘦体质就需要棕色脂肪含量高。棕色脂肪多的人比较不容易发胖，因为它会帮助燃烧热量。我们发现身边有些人吃很多也不会变胖，就是因为他的体内棕色脂肪比较多，他吃的食物会很快被燃烧掉。

有什么方法能够让棕色脂肪增加呢？答案就是：瘦身闭环中的"运动"。

有的女生宁愿饿死不愿累死。可是如果靠饿就能减肥拥有好身材，超模为什么还要健身？总统为什么还要跑步？人活着就是要动。老年人为什么容易摔倒？不是因为要碰瓷，而是肌肉流失、平衡感不够造成。

打造易瘦体质就需要增加肌肉，这是没有办法单靠饮食就能做到的。你一定要符合瘦身闭环，要运动，再合理饮食，再有好的睡眠才能增加肌肉。不可能拼命吃蛋吃鸡胸肉就想让肌肉增加，因为我们身体没有储存蛋白质的地方，这些多余的蛋白质同样还会转变为脂肪让人变胖。所以必须要通知我们的身体说：我现在在运动，我这块肌肉需要能量了，需要营养素，需要蛋白质了。吃下去的营养才会跑过来。

我们必须通过运动才能让身体消耗多余的脂肪，增加肌肉。对不运动的人来说，不论什么运动，只要开始选择动了就是一件好事。

习惯二：多饮水点燃新陈代谢

维持新陈代谢最重要的就是饮水量一定要够多。

具体要多少呢？要大概一天你的体重 ×50CC，比如说你是 50 公斤，大概就是 2500CC。这些水分可以通过水果、蔬菜、绿茶和白开水来补充。

我们总担心吃太多热量会超标，吃太少肚子又会饿。其实只要喝水的时机掌握好，再调整进食顺序就可以做到既能吃饱又能避免饮食过量。

在减肥期间一个比较好的饮食习惯是：在餐前半小时喝一些水，在吃饭时先喝汤，再吃一些蔬菜，然后吃肉，最后吃饭。

汤和蔬菜下肚后，你的胃就有三四分饱了，这个时候再吃淀粉、蛋白质这些高热量的东西，吃的分量就会无形中减少。餐前喝一点清汤可以降低当餐 20% 的热量。另外，把饭放在最后对控制碳水化合物和高 GI 值食物的摄入也有很大帮助。（GI=Glycemic Index 血糖生成指数，简称 GI。指的是人体食用一定量食物后会引起多大的血糖反应。如蔬菜、牛奶、豆类、肉类的 GI 值较低，而精制糖类、谷类、少数水果的 GI 值较高。）低 GI 值食物可以在较长时间内维持饱腹感，减少饥饿，使能量持续而缓慢地释放，并改善肠胃运动，促进粪便和肠道毒素排出，对控制肥胖、降低血脂都有很好的作用。GI 值越低对血糖的影响程度越低，自然也就越不容易肥胖。

除此之外，肉类的消化时间是比较长的，比蔬果的时间长很多。人的肠子很长，拉直后的长度能达到身高的五倍。我们饮食的习惯改成把容易消化的食物放在最后，通过肠道时就会比较快，不会造成拥堵，也不会让肚子很鼓。

习惯三：能站不要坐，能走不要站

时代发展生活进步，大家出门都以车代步，现代化产品代替了步行也代替了健康的生活方式。我们坐着开车，坐着上班，坐着吃饭，坐着看电视，然后躺着睡觉。久坐本身对身体也是一种伤害。学生还有课间操和体育课，办公室白领在公司很少有活动的机会。这个时候就要自己想办法，能站不要坐，能走就不要站。站起来一下子就可以打破坐着的恶性循环。

有一些公司现在是站着开会的，不仅能提高会议效率和专注度，对身体也好。

想办法增加每日步行数，在办公室多站起来，多走动，适当地休息，呼吸一下新鲜空气。

世上没有白走的路，每一步都算数。

习惯四：一定要吃早餐

日本东京慈惠会医科大学综合健康诊疗预防医学中心研究显示，男生如果不吃早餐，发生肥胖的概率比规律吃早餐的人多出 2 倍。女生如果不吃早餐，发生肥胖的概率会多出 4 倍。

经过一夜睡眠，再不吃早餐，会处于十多个小时没有进食，血糖很低的状态。而维持一天当中血糖的稳定对减肥有很大帮助，吃早餐和少食多餐的目的都是为了让血糖值保持稳定。奶茶和可乐会让血糖突然飙得很高，也同样对维持血糖稳定和减肥不利。

如果不吃早餐，血糖会不稳定。不稳定久了会出现什么问题？会出现一些慢性疾病，比方说糖尿病和高血脂。不吃早餐的另外一个危险就是胆结石，所以一定要吃早餐，不要节食减肥造成身体的负担，从而危害健康。

习惯五：吃饭七分饱

我以前对饱的概念就是吃到吃不下为止，这样会导致胃容量变大，相对其他人会更容易饿。陷入肚子越饿吃得越多，人越胖肚子越饿的恶性循环。

饮食上要做到吃得好，吃得巧，不要吃得饱。控制饮食后食量也会变小一些，吃到七八分饱，身体就已经足够了。

使用小号的餐具对避免饮食过量也有很大帮助。建议你把吃饭的碗换成小号的，这样可以无形中减少碳水化合物摄入过量造成的肥胖。

以前我总是饭扫光，每次在饭后都会进行清盘行动。看到女生吃一半就放筷，会觉得是公主病。

从小被教育粒粒皆辛苦的我自以为很节约，实则是对生命和健康的极大浪费，腰粗一寸命短一年，肥胖所带来的健康隐患谁又能来为我埋单？省的那点钱还不够给医药费的。

现代化都市在外就餐无法避免，能做到低糖、低油、低盐健康饮食的餐厅少之又少，为了口感和回头客不拼命放添加剂就算好的了。

在减肥期间面对多油、多盐、高热量的外食，养成只吃菜少吃饭，吃一半剩一半，打包一半的饮食习惯更为明智。

与其吃进去再减肥，不如吃到刚刚好。

习惯六：多晒太阳能减肥

一白遮百丑，一胖毁所有。女生都对阳光唯恐避之不及，减少户外活动，用各种防晒用品把阳光拒于千里之外。

但适当地晒太阳不仅能减少近视，预防骨质疏松，补充阳气，还能有助于瘦身。

在太阳光下会促使身体合成维生素 D，维生素 D 和脂肪代谢有直接关系。当太阳照射人体后血清素就会上升，不仅抗忧郁还能增加饱足感。由于阳光照射产生热量，体温升高还能提升血液循环，分解脂肪。

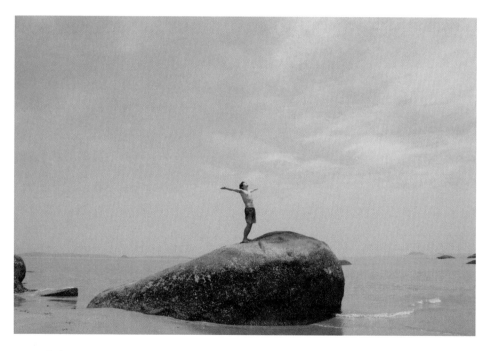

《欧洲临床营养学杂志》一项前瞻性研究对 1226 例志愿者进行了为期 11 年的跟踪调查，发现血液中维生素 D 高的人比较瘦。寒带国家的肥胖度比热带国家要多 10%，北欧的人皮下脂肪都很多，就是身体为了起到御寒的作用，降低了新陈代谢，增加了脂肪。人体对维生素 D 的需求量有 80% 是由皮肤在紫外线的照射下合成提供的，只有 20% 来自饮食。

女生在做好防晒的前提下，适当晒一下太阳，让身体接触阳光，哪怕只是头顶也能起到促进身体健康和瘦身的效果。要避免大中午晒太阳，在早晨或下午有20分钟的日光接触就足够。

习惯七：睡眠八小时

睡觉不仅能美容还能减肥，因为在睡眠中会产生一种叫作瘦素的身体激素。

瘦素是我们脂肪细胞所分泌的一种蛋白类激素。良好的睡眠瘦素就会增加，睡眠不足瘦素就会降低。

研究表明，每天睡 8 小时的女生和每天睡 6 小时的女生相比，每天睡 8 小时的女生体内的瘦素水平要比睡 6 小时的大概要多 15% ~ 20%。好身材都是睡出来的。

瘦素还会影响到我们的食欲，当瘦素水平较高的时候，我们食欲会变小，不太想吃东西。当瘦素水平低的时候食欲会变大，常常感到肚子饿。

瘦素水平在一天当中会随着时间变化，清晨瘦素水平通常比较低，白天会逐渐升高，到了晚上睡觉后水平变得最高。晚上如果熬夜就会特别容易饿，容易增加热量摄入，这个时间段代谢水平在一天当中正好处于最低的状态，吃下去的东西基本上都会变成脂肪囤积起来。

瘦素分泌多了，食物摄入少了，人就变瘦了。睡眠一旦减少，就会导致睡眠剥夺相关性肥胖。所以充足的良好睡眠会使瘦素分泌增加，有利于我们减肥瘦身。

命里有时终须瘦，形成易瘦体质后你会变成一个身材性感、有线条又苗条的仙女。

下一步 *行动*

☐ 1. 每天吃早餐，吃饭七分饱。

☐ 2. 多运动，多活动，增加站立时间，打破久坐恶性循环。

☐ 3. 多喝水，多晒太阳。

☐ 4. 保证 8 小时睡眠时间。

每天
三分钟
燃脂运动

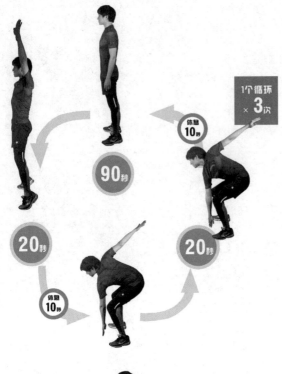

站立，垫脚双臂举过头顶。半蹲并用左手触摸地板。垫脚将双手举过头顶，半蹲用右手触摸地板。

做 20 秒，休息 10 秒，循环 3 次

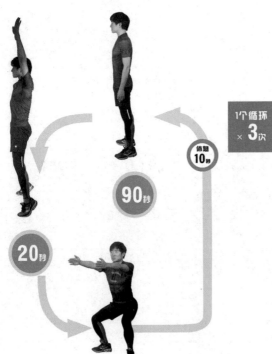

站立，双手举过头顶向上跳起。落地的同时做一个深蹲，然后再次跳起。

做 20 秒，休息 10 秒。循环 3 次

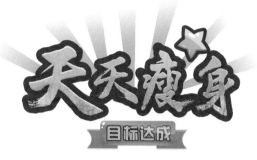

天天瘦身
目标达成

恭喜你又完成了一次训练！ 你这么牛你家里人知道吗？

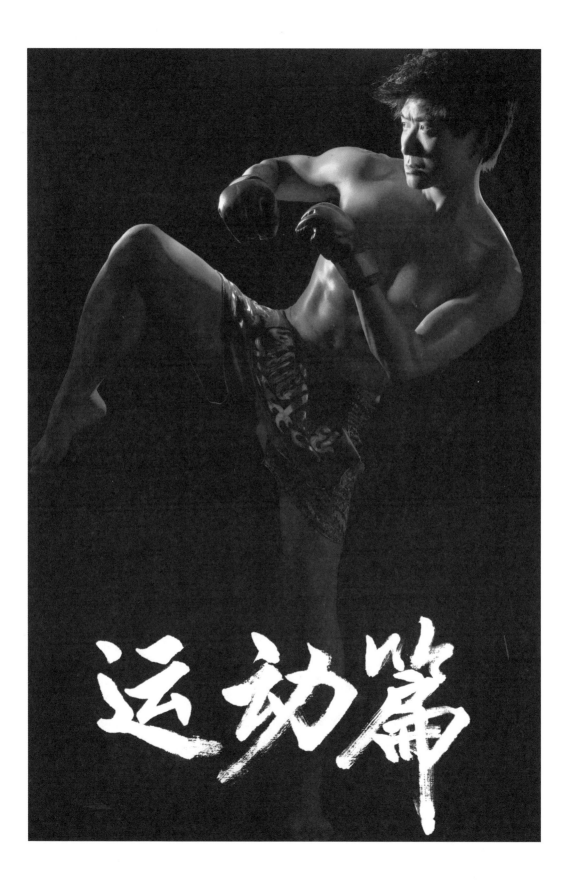

运动篇

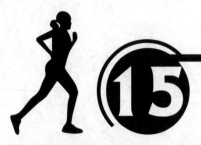

这样跑就能瘦，超慢速跑步法提升 200% 燃脂效能

夏天要来了，Baby 想要穿比基尼在海边晒太阳，想要穿迷你裙，可是每天照着镜子看着自己身上的肥肉就觉得非常苦恼。现在很流行夜跑，Baby 也加入了一个跑团成了夜跑一族。

可是一段时间之后，Baby 却发现体重居然不降反升，她到底经历了什么？

其实，很多人跑步或运动效率不高、看不见减肥成效就是因为没能掌握到最佳的运动方法和时机。

利用有氧运动瘦身最重要的是制造热量差。

我从没在晚饭后去跑过步，因为那只是在帮助消化，并不能燃烧到脂肪造成热量赤字。

在运动后，如果不进食就无法补充必要的蛋白质、碳水化合物、维生素、矿物质和足够的能量来帮助合成肌肉，燃烧脂肪。

Baby 每次跑完步都感觉特别饿，回家还要再吃一顿宵夜，补充的食物热量往往会超过运动消耗的热量。要知道慢跑半个小时也才消耗 300 大卡而已，一碗饭就抵消掉了，吃完就睡反而增加了脂肪堆积的概率。

慢跑是世界上最好的有氧运动，有非常高的便捷性，不管去到哪个城市、哪个国家都不会受到影响，穿上一双跑鞋就能随时让脂肪燃烧起来。

用正确的方法做正确的事才能达成目标，我的第一次减肥经验告诉我，使用了错误方法只能从入门到放弃。

减肥需要方法先行，我研究了大量资料，在实践过程中不断改良，总结出一套包含 5 大要诀的超慢速跑步法，这种方法对关节冲击最小，也不会感到痛苦，相反还能体验到身体暖暖、脂肪燃烧的愉悦感，同时心肺功能、慢速肌肉、最大摄氧量都能够得到同步提升。

生命有限，时间宝贵，同样是有氧运动，用正确的方法就能够让脂肪烧得更旺、烧得更快。

超慢速跑步法五大要诀

超慢速跑步法有 5 大要诀，同时使用能在有限运动时间内提升 200% 的燃脂效能。

1. 空腹有氧

空腹超慢速跑步，是我的独门秘籍之一。空腹时血糖下降，身体需要糖分。当体内糖分枯竭时就会燃烧蛋白质和脂肪制造糖原。空腹时进行在燃脂区间的超慢速有氧运动既不会感到累还会把握绝佳的脂肪燃烧机会。

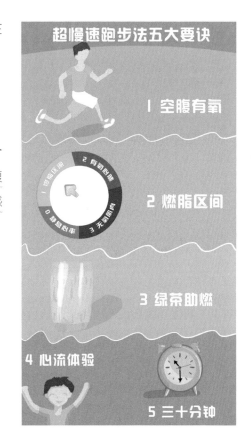

超慢速跑步法五大要诀

1 空腹有氧

2 燃脂区间

3 绿茶助燃

4 心流体验

5 三十分钟

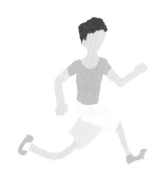

TIPS：在空腹时不要马上用米饭、面食、面包等淀粉类食物来产生饱腹感。这些淀粉在体内会马上转变为糖类分泌胰岛素提高血糖，身体就会停止燃脂模式。摄取蛋白质、维生素和矿物质则能帮助燃烧模式继续进行。鸡蛋、坚果都是很好的选择。会产生糖类的水果、米饭等则可以选择在运动完成后适量补充。

最佳的有氧运动时机就是早晨早饭前、中午午饭前、晚上晚饭前，这三个时间段都能达到同样效果。可以通过早起、午休、下班后的时间进行 30 分钟的空腹有氧运动。

肌肉在运动后会很疲倦，它这个时候需要修复，在运动后 2 小时内吃饭，肠胃吸收的营养会随着血液流动到肌肉里面。肌肉会使用脂肪酸来进行修复，就会和脂肪君争夺营养物质。脂肪抢不到营养就没办法囤积，你就不会长胖。相反，肌肉抢到了营养因而能够增长，达到增肌减脂的目的。这个黄金窗口期在 2 个小时左右，时间过了脂肪又会占据优势。所以空腹有氧不仅能在运动时燃烧脂肪，在运动后还能继续给脂肪施加压力，此消彼长，肌肉增多脂肪减少，逐渐让自己形成易瘦体质。

《孙子兵法》中有一招叫作坚壁清野。

战争中吃了败仗的国家常常会烧掉自己城市中的建筑物、粮食、田野、桥梁，就是反制敌人的因粮御敌政策，让敌人没地方住，没食物可吃，没水喝，没衣服穿。从而不让敌人壮大。

可以用这一招来对付脂肪君，趁它还没站稳就把它打掉，让它没有囤积的机会。同时用一点蛋白质给身体和肌肉提供能量。

2. 燃脂区间

因为是超慢速跑步，并不会对身体有太大压力。如果是刚开始运动还在适应阶段，跑不到 30 分钟，可以慢跑 10 分钟 +20 分钟快走，适应后再升级到慢跑 15 分钟 +15 分钟快走，再到慢跑 20 分钟 +10 分钟快走，最后进阶到 30 分钟慢跑。

在这 30 分钟内最重要的是不要跑得太快。在操场上我总被女生超越，有时感到很丢脸，不禁会加快脚步。可一旦快起来，减肥的效果就达不到了。

下面介绍几个概念。

（1）静息心率区间：

静息心率是指安静或不活动时的心率。在这个区间除了身体自身的基础代谢并不会燃烧脂肪。

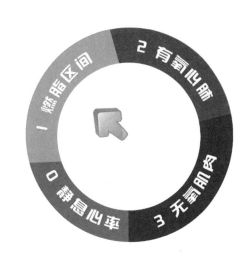

（2）最佳燃脂区间：

很多人以为跑得越快，运动越激烈，减肥就越快。事实上在低强度运动时脂肪燃烧才是最快的，中等强度脂肪燃烧速度开始减慢，到了高强度的时候燃烧的只是糖分。超慢速跑步法要求跑步时进入最佳燃脂区间内。

超慢速跑步的速度介于快走和慢跑之间，要让身体跑起来燃烧脂肪，又不能让身体感到痛苦，最好的方法就是加快步频放慢速度，也就是小碎步慢跑。步子迈小点，频率加快点，步幅缩小点。

不要超速，评判标准是可以在跑步过程中轻松聊天不喘气，如果你说话开始喘了就说明速度太快，需要放慢速度或者走几步。

（3）有氧心肺区间：

跑步、游泳、骑车等有氧运动能有效提高心肺功能，燃烧脂肪。但因为速度太快，心率超过了燃脂区间，在燃脂效能上就会降低。

跑得太快会进入有氧心肺区间或无氧区间，脂肪慢慢停止燃烧，身体转而消耗肌肉和肝脏中的糖原进行供能。虽然这样对提高最大摄氧量和心肺功能有好处，但我们的第一优先目标是减脂，这样跑，再累也是浪费时间白费劲。

（4）无氧肌肉区间：

最大心率的简单计算方式是（220- 年龄）。例如一个 25 岁的人最高运动心跳是每分钟 195 次，当心率超过最高运动心跳 75% 就已经属于无氧运动了。在这个区间内消耗糖原，积累乳酸，锻炼更多的是肌肉。

超慢速跑步需在燃脂区间进行	
静息心率	平时安静时的心跳
最佳燃脂区间	超慢速跑步，最高燃脂效率区间
有氧心肺	常规跑步等有氧运动
无氧肌肉	最高运动心跳（220- 年龄）

跑步的速度和心率每个人都不一样，马拉松选手可以在心跳很慢的状态下健步如飞，而肥胖者心跳加速用尽全力却举步维艰。因此，超慢速跑步最好的评判标准并非速度和心率，而是可以在跑步过程中轻松聊天不喘气。

传统跑步步幅越大对关节和肌肉的冲击越大。相反，超慢速跑步使用小步频小步幅慢速跑，这种适当的锻炼能提高肌肉和骨骼强度，跑得既高效又健康。

3. 绿茶助燃

运动前饮茶可加速脂肪燃烧代谢。

绿茶有天然的抗氧化和防辐射的作用，最适合办公族喝。绿茶中的芳香族化合物能够溶解脂肪，绿茶富含维生素B，维生素C，咖啡因能够促进消化减脂。在跑步前喝绿茶能够帮助运动中脂肪的燃烧和代谢。

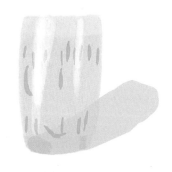

脂肪需要水分进行代谢，饮水在减肥过程中起到至关重要的作用。绿茶就是减脂中最好的饮品。

在超慢速跑步前抓一小把茶叶，放入茶杯，斟满一杯滚开的水，茶叶在沸腾的水中浮浮沉沉，杯口飘散着袅袅清香，一个深呼吸，心情因此舒展开来。

黑咖啡并不适用超慢速跑步。

虽然有研究指出在运动前喝黑咖啡也能帮助脂肪代谢，但我并不推荐在跑步前饮用，有以下四个原因。

（1）代谢脂肪需要大量水分，绿茶可以反复冲泡，多喝茶有利健康，而喝太多咖啡则会让肠胃和神经系统产生不良反应，喝咖啡的饮水量和绿茶相差甚远，自然也无法达到绿茶的功效。

（2）黑咖啡热量不高但味苦，如果为调味加入糖或奶精，一杯咖啡的热量就会增加数十倍，对减脂形成障碍。

（3）咖啡中的咖啡因对神经的刺激太强，长期饮用会导致上瘾。

（4）超慢速跑步需要空腹有氧达到最佳燃脂效能，但咖啡并不适合空腹饮用。咖啡会刺激胃酸分泌，促进消化。如果空腹时喝黑咖啡，长期胃酸分泌过多，会增加患胃溃疡的风险，因此不建议空腹喝咖啡。

同样是在跑步前补充水分，一杯奶茶让运动的努力化为乌有，一杯绿茶却能帮助脂肪加速燃烧，我们必须做出正确的选择。生命在于运动，更为重要的是要动起来，品茶悟人生对减肥并没有帮助，脂肪不燃烧就无法代谢，如果不运动，喝再多绿茶和黑咖啡都是枉然。

4. 心流体验

在休闲活动中用到较多物质资源时会比较容易快乐，还是在投入较多自我时比较快乐？

芝加哥大学研究发现，花费了金钱、物质、资源从事的休闲活动比如看电视、玩游戏、开船时的快乐程度反而不如投入精神的免费休闲活动，比如慢跑、阅读、绘画、下棋。

这些活动需要的物质资源很少，却需要投入很多的注意力。需要物质投入的娱乐，不需要投入太多精神能量，所能带来的回馈也很少。

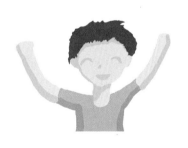

超慢速跑步法是一种能够产生心流体验的有氧运动，通过控制身体和感觉就能产生多巴胺让自己感到快乐，产生无穷的乐趣。

著名作家村上春树每年跑一次全程马拉松，他说："只要跑步，我便感到快乐。在我迄今为止人生中养成的诸多习惯里，跑步恐怕是最有益的一个，具有重要意义。我觉得由于二十多年来从不间断地跑步，我的躯体和精神大致朝着良好的方向得到了强化。"

他还因为跑步自然而然地戒掉了烟，因为没有人能一边吸烟一边跑步。

5. 三十分钟

有些健身教练一上来就把学员练得痛不欲生，让学员产生恐惧，放弃健身。

不懂心理学的健身教练不是好的正能量超人。为了让运动融入生活，就算时间再充裕，我跑步从来不会超过 30 分钟。

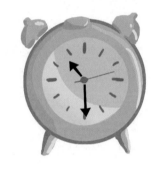

我们要随时明确跑步的目的是什么，是要减肥燃脂，而不是要成为马拉松选手。如果在身体适应运动量之前，心血来潮跑个半马或 10 公里，身体的肌肉、心肺、神经系统都需要休息和恢复，后面一周的时间就都废掉了。

要在短时间内高频率地行动，以量变换质变，让子弹飞得足够远，一次性击穿敌人，彻底达成减肥目标。因为减肥犹如逆水行舟，不进则退，进得慢也是退。

选择在清晨或下班后的空闲时间进行 30 分钟在燃脂区间内的超慢速跑步，在跑前喝一些绿茶帮助脂肪燃烧代谢，在跑步时专注地投入运动，从中体验快乐，在跑后 2 小时内进餐，把营养都输送给肌肉，不给脂肪囤积的机会，逐渐形成易瘦体质，之后就能开始享瘦人生。

跑步就是和自己的身体心灵和谐相处，和世界自然和谐相处，开始享受跑步带来的乐趣，身心会变得愉悦、健康、乐观、充满勇气。如果能爱上跑步并持续下去，进而成为习惯，跑到七八十岁也是可能的。

人生就像马拉松，最初的几公里没那么重要，一个人的成功取决于对待生活的态度和后天努力程度。设立一个目标然后竭尽所能地去完成，你会在马拉松比赛中一路被人超越，也会超越一个又一个的跑者，在跑者相互加油打气中感受到奔跑的快乐，充满前进的动力和信心，不断前行。

拥有健康就拥有最大的财富，迈出双脚开始奔跑就能改变体魄、改变心态、改变人生。

超慢速跑步法的好处

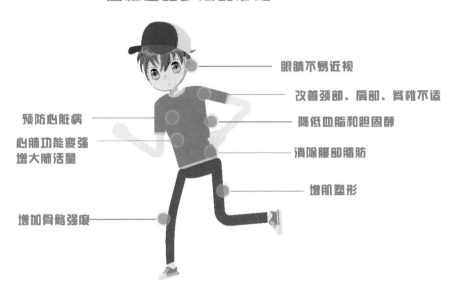

眼睛不易近视

改善颈部、肩部、脊椎不适

预防心脏病

降低血脂和胆固醇

心肺功能变强
增大肺活量

消除腹部脂肪

增肌塑形

增加骨骼强度

下一步 行动

□ 1. 在饭前慢跑增加燃脂效能。

□ 2. 跑步速度要慢，不要进入有氧区间，在燃脂区间获得最高燃脂性价比。

□ 3. 在慢跑前饮用绿茶加速运动时的燃脂效率。

□ 4. 跑步时间不超过30分钟，慢跑后2小时内进餐，把营养分给肌肉，不给脂肪囤积的机会。

每天
三分钟
燃脂运动

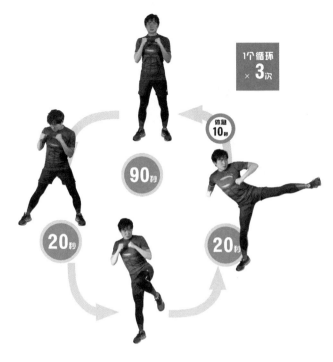

双脚与肩同宽站立，向右跨一步，右腿支撑身体重心站立，抬起左膝，向左用力蹬出。

做 20 秒，休息 10 秒，循环 3 次

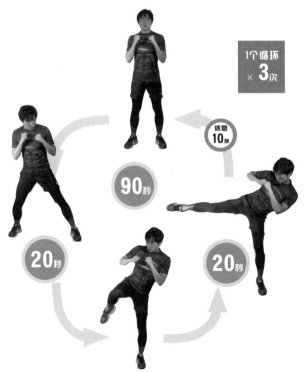

双脚与肩同宽站立，向左跨一步，左腿支撑身体重心站立，抬起右膝，向右用力蹬出。

做 20 秒，休息 10 秒。循环 3 次

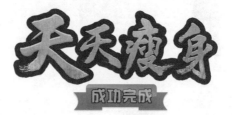

成功完成

恭喜你又完成了一次训练！挥洒汗水，做一个强者！

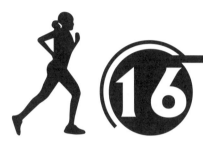

这样跑不受伤，跑步的正确打开方式

很多人都认为跑步是特别简单的一件事，没什么技术含量。每个人从小到大都经历过无数次的奔跑，学校运动会有各种跑步比赛，军训有长跑拉练。但是除了专业队教练，很少有老师对学生的跑步姿势进行一对一指导，结果到了操场上一看，每个人的跑步姿势都形态各异，快慢不一。

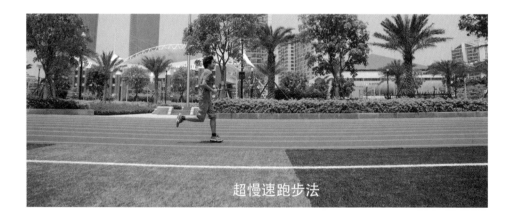

超慢速跑步法

想要把跑步和运动融入生活，就要跑得健康、跑得长久，就需要学习正确的跑步方法和姿势，否则会造成身体负担和受伤的风险。这也正是有很多人认为跑步伤膝盖的原因。

有人说"跑步百利唯害一膝"。错，那是因为你没使用正确的姿势和正确的方法。如果跑步伤膝盖，那些世界上跑得最多的马拉松运动员就都只能在轮椅上度过晚年了，事实上他们身体健康且长寿。跑步姿势的错误＋主流观点的错误＝放弃跑步。

使用正确姿势跑步不仅不会伤膝盖，还能在消耗脂肪的同时强化骨骼和肌肉。

我在跑步过程中也逐渐纠正了步频慢、步幅大、后脚跟落地、轻微外八、骨盆前倾等诸多问题。在跑步时从没受过伤，身体也变得强壮结实。但是如果我不去学习、研究、改进，这些问题会一直伴随着我，伤病也就无法避免。

向谁学呢？向世界上最顶尖的马拉松运动员和教练学习。世界运动科学家尼可拉斯诺曼诺夫，曾带领俄罗斯和英国国家队参加奥运会。他用 25 年的时间创立了姿势跑步法并推广到全世界，成为无数跑者的行动指南。下面为大家介绍如何利用正确的跑步方法避免运动伤害，强健身体燃脂瘦身。

避免运动伤害的三个关键点

怎样跑步对健康有益，可以承受大运动量且不受伤呢？请你先思考下面这个问题：

你在跑步的时候脚的哪个部位先着地？是前脚掌、中足，还是脚后跟？

关键点 1：前脚掌落地

哈佛大学生物学教授丹尼尔对赤足跑步进行了压力测试，由同一个跑者用不同跑姿来测试脚着地后的压力峰值。

脚后跟落地每一步都有两个波峰，脚前掌落地只有一个缓和的波峰。因为使用脚前掌落地，肌肉起到了一个缓冲作用，而脚后跟落地承受冲击的除了肌肉以外，更多的是脚后跟、膝盖、胯骨等骨骼。

用脚前掌落地，小腿的肌肉缓冲就像是每一次触地都打开一个安全气囊，不断奔跑的过程也是在锻炼它的耐力，并保证身体不会受伤。

跑步时在接触地面的一瞬间前脚掌先落地，然后中足落地，最后是脚后跟。在步频高的时候脚后跟还没来得及落地就被拉起来了。

跑步后的肌肉酸痛其实是好事，如果脚后跟着地，虽然肌肉不会酸痛，但骨骼没有肌肉那样强大的适应能力。用前脚掌落地更能保护身体长久地运动。

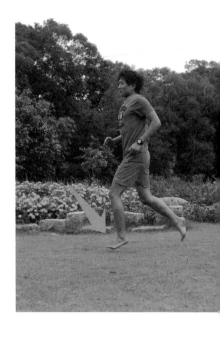

关键点2：跨步要小，步幅小

跨步过大必然会造成脚跟着地，这个时候身体会落在脚的后面，每一次触底就是一次脚后跟开始的刹车，承担刹车的部件就是脚后跟、膝盖等骨骼。

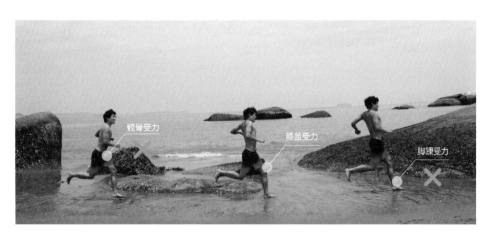

步幅大了之后会产生很多无用功，白费力气。就像踩一脚油门踩一脚刹车，跑一步刹一脚。马拉松比赛也都建议高步频低步幅，既轻松又省力。

超慢速跑步法从速度上就避免了跨步过大所造成的风险，是非常利于减肥的健康跑步方法。

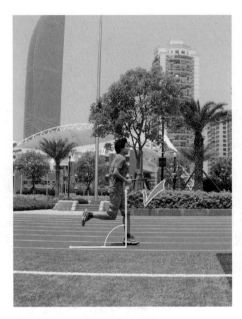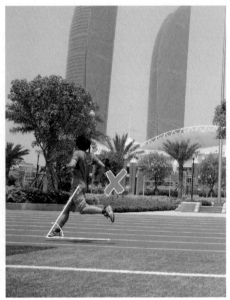

关键点 3：加快脚步，步频快

提高步伐的频率可以大幅度减少脚落地后造成的冲击，双脚交替速度越快，停留在空中的时间就会更短，冲击也就会更小。

我在参加马拉松时有一个明显感觉，就是马拉松的跑友因为有更多跑步知识，他们的步频明显要比在操场跑步的人快很多。开始比赛后，因为人多，虽然速度跑不起来，但步频都保持得很好。

记住这三个关键点就能避免运动伤害：（1）前脚掌落地；（2）跨步要小，步幅小；（3）加快脚步，步频快。

让运动成为习惯，就要用正确的跑姿避免运动伤害，在锻炼身体的同时燃烧脂肪。

姿势跑法

掌握姿势跑步法首先需要认知一个观念：跑步是一门技术，就像舞蹈、绘画、游泳一样。虽然每个人天生都会奔跑、画画，或许每个人的天赋不同，但所有人都必须经过学习和刻意练习才能取得进步。

使用正确跑姿时，除了能够避免受伤让身体强健，还非常轻松省力，跑者不会浪费任何能量在多余的动作上，只需要维持住自身的平衡。完成一次马拉松比赛，使用姿势跑法的跑者相比错误跑姿的跑者要少消耗一半的能量，相当于自己用跑半马的能量跑了一个全马。

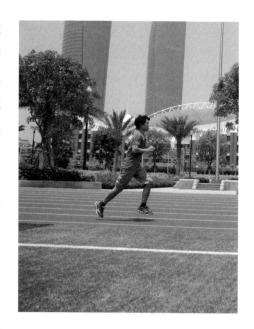

跑步高手和外行之间最大的区别就在于步频，仔细观察你会发现，所有参加长跑和马拉松比赛的专业运动员步频都远远高于普通跑者。

步频就是步伐的频率，跑者的步频越快，也就是把身体重心从一只脚转移到另一只脚的速度越快，转换双脚时身体有一个短暂的腾空期，身体因为地心引力开始落下，重力会带动身体前进，双脚转换越快跑得就越快。像车轮一样带动身体前进，这就是效率最高的前行方式。

这个跑法非常聪明，因为向前的动力来自地心引力重力下落带动身体前进，而不是双腿用力向后推蹬地面来获得向前的动力，姿势跑法只需要不断交换双腿保持身体平衡就能像永动机一样持续前进。学会正确跑姿你就已经赢在了起跑线上。

中国马拉松冠军孙英杰说过，"要告别用两条腿跑步"的理念，用人体核心点即肚脐以下两指的地方发力，带动身体轴运动，能跑得更轻松。

姿势跑法就是用更好的跑步姿态代替不良的跑步方式。这种跑步姿态不会带来运动伤害，使用正确跑姿就算没有跑鞋的缓冲，光着脚也能完成马拉松。事实上，我们的祖先和现在很多非洲人从小就光脚跑步，他们天生就会使用前脚掌落地来保护身体不受伤害，光着脚没有了跑鞋胶垫的缓冲，更能明显感受到前脚掌着地和后脚跟着地对身体的不同冲击强度。

这些非洲人到中国来参加马拉松比赛常常包揽前三名，他们从小就掌握了正确高效的跑步方法，光着脚也能拿第一，穿不穿跑鞋对他们来说没什么影响。但对我们来说，在养成正确跑姿之前跑鞋就非常重要，你会发现跑鞋最厚的部位就是脚后跟，气囊和胶垫能够缓冲掉跑步过程中大部分的冲击，特别是有后脚跟着地习惯的人群。但是这并不能完全避免运动伤害，要让让运动融入生活，跑得健康、跑得长久，就必须养成正确、科学、安全的跑步姿态。

无论是跑步爱好者还是专业马拉松运动员，所有人跑步时都会循环做这三个姿势：关键跑姿、身体落下和支撑脚上拉的动作。但是他们完成动作的效率却完全不同，正确的动作可以让你跑得更长久更健康。

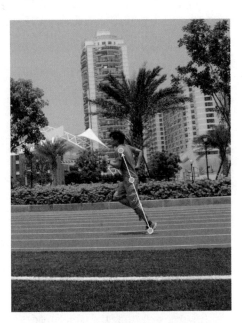

关键跑姿

关键跑姿是跑者身体重心和地面形成作用力的一瞬间的身体姿势。要点是支撑脚的拓球部、髋关节、肩关节和头部成为一条直线。

身体落下

最自然的跑步就是让身体不断落下，利用重力向前驱动身体，只需要不断交换支撑脚就能不费力地奔跑。关键跑姿后让身体向前倾斜自由落下，这一瞬间身体重力会形成驱动身体前进的动力。这时如果没有支撑就会摔倒，支撑脚外的另一只脚向前迈一步就能避免摔倒并驱动身体向前。前脚掌落地就是身体前倾落下的自然结果。

在跑步时让前脚掌在臀部下方着地，永远不要把膝盖伸直，也尽量不要

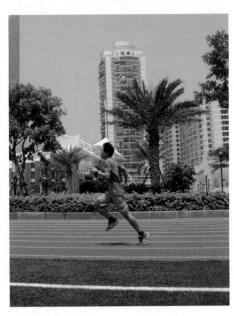

超出身体重心也就是臀部前面。这是最为科学和安全的跑步动作。

在操场上你只通过声音就能分辨一个人的跑步水平，有的人像一阵风轻盈地从身边飘过，有的人从很远就能听到他鞋子和地面啪啪的撞击声。如果跑步时落地的声音很大，那么一定是跑步姿态有问题。使用前脚掌落地的人利用了肌肉的弹性，跑步时轻快安静而有节奏。

支撑脚上拉

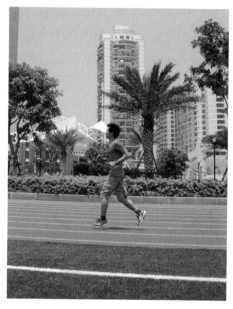

支撑脚上拉就是把支撑脚抬离地面置于臀部下方的动作。上拉是跑步时的腾空阶段，跑步和走路的区别就是包含了这样的腾空阶段。

上拉时脚保持自然放松不要勾脚也不要绷脚，要把脚往屁股方向抬。

跑步的速度越快，身体往前倾斜的角度越大，支撑脚上拉越高。奥运会长跑比赛中，长跑运动员奔跑时的脚后跟几乎踢到了屁股。

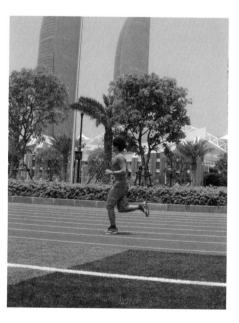

在超慢速跑步法中我们使用姿势跑法只需要让身体稍微向前倾斜，利用身体重力让跑步变得轻松，同时支撑脚往屁股抬，要有一个主动上拉的意识。着地时不要把脚伸在身体前面超过了身体重心，让脚、膝盖、腰部保持在一条直线上。在跑步中记住永远不要伸直膝关节，当身体重心和地面接触的一瞬间用前脚掌的拓球部着地，形成一个天然的缓冲。超慢速跑步法融合姿势跑法，将会成为你最安全、燃脂高效且终身受用的有氧运动。

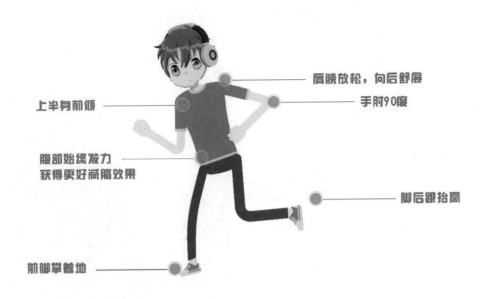

肩膀放松，向后舒展

手肘90度

上半身前倾

脚后跟抬高

腹部始终发力
获得更好减脂效果

前脚掌着地

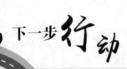

下一步行动

☐ 1. 慢跑时间保持前脚掌落地。

☐ 2. 跨步要小，脚步要快。

☐ 3. 在跑步时让前脚掌在臀部下方着地，永远不要把
膝盖伸直，也尽量不要超出身体重心也就是臀部
前面。

每天
三分钟
燃脂运动

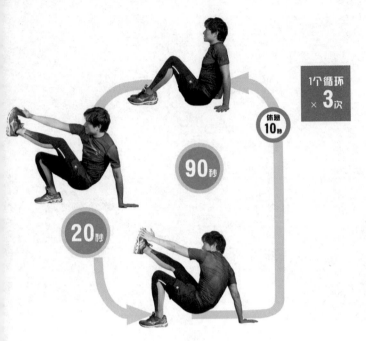

1个循环 ×3次

休息 10秒

90秒

20秒

膝盖弯曲坐在地板上，抬起左腿的同时左手单手撑地让身体离开地面，用右手触碰脚尖。回到起始姿势后抬起右腿同时右手撑地让身体离开地面，用左手触碰脚尖。

做 20 秒，休息 10 秒，循环 3 次

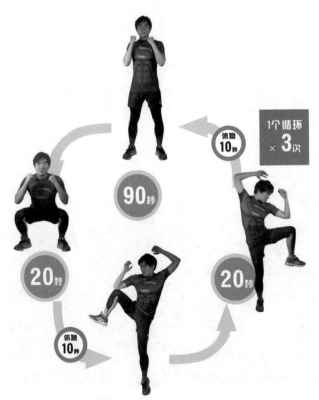

1个循环 ×3次

休息 10秒

90秒

20秒

20秒

休息 10秒

双脚与肩同宽站立，握拳置于身体两侧。下蹲至大小腿呈 90 度直角，左脚蹬地右膝尽力抬高，同时用肘部触碰膝盖。高抬腿落下后做一个深蹲，蹬地抬起另一侧膝盖，用肘部触碰。

做 20 秒，休息 10 秒。循环 3 次

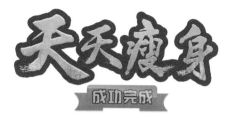

恭喜你又完成了一次训练！宝剑锋从磨砺出，梅花香自苦寒来。

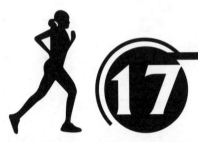

手把手教你在家练出腹肌马甲线

本节为大家介绍一套最简单有效的徒手腹肌马甲线训练计划，13 组动作能全方位训练腹直肌上中下、腹横肌、腹外斜肌等全部核心肌群。不花一分钱，随时随地都能完成。每个动作做 25 次进入下一个动作，刚开始训练可以每个动作做 12 次，想要休息可以随时暂停休息。熟练后一次性完成全部训练动作。

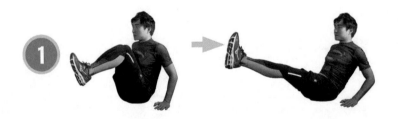

坐在地板上，双手撑地保持平衡。双膝向胸部靠拢后向前方蹬出。做 25 次，动作中始终保持腹部发力。

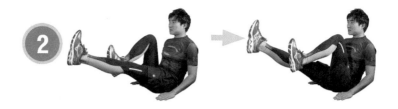

　　想象自己在蹬脚踏车，胸部挺直，双脚轮流向前方蹬踏。尽可能把圈转得大一点。过程中可用手触碰腹部，去感受腹部发力的感觉。双腿向前转圈 25 次后换向后转圈 25 次。

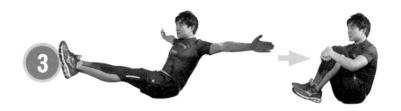

　　坐在地板上，膝盖上抬靠向胸部，双手抱住膝盖，使腹部产生紧绷感。双手向身体两侧打开的同时双腿用力向前蹬出。做 25 次。

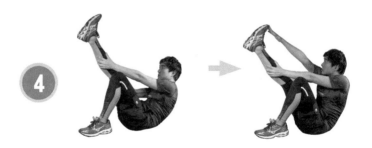

　　坐在地板上，右腿向上抬起，左脚脚后跟靠近臀部。双手以右腿为支撑向上攀爬拉起上半身，直至一只手触摸到脚尖。保持腿部姿势不变，上半身躺下后重复攀爬，完成 12 次后换左腿做 12 次。

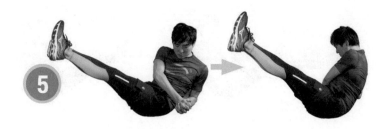

双手手指交叉握拳，抬起双腿，以身体为轴，分别击打两侧的地板，每次都需要和地板接触。一共做 40 个。

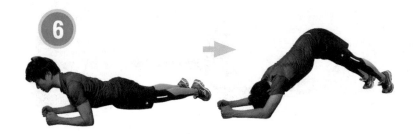

平板支撑姿势开始，以手肘为轴向后上方移动重心，抬高臀部，使身体呈 A 字形，身体向前移动重心回到平板支撑姿势。做 25 次。

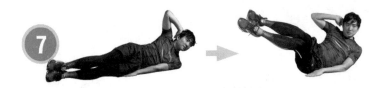

侧躺，屈腿 30 度，左手放左侧，右手放脑后。用臀部的力量屈体，同时让肩膀和双脚离开地板。25 次后换另一侧做 25 次。

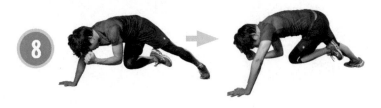

俯卧撑姿势开始，右膝向胸前靠拢的同时左手肘部触碰右膝。接着换左膝向胸前靠拢，右膝触碰左手肘。做 25 次。

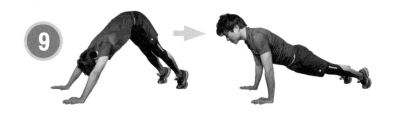

　　俯卧撑姿势开始，重心后移抬高臀部使身体呈 A 字形。重心前移回到俯卧撑姿势。做 25 次。

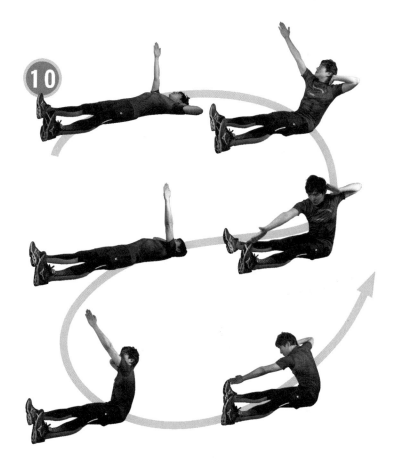

　　平躺在地板上，高举右手手臂，左手托头向左转起身体，右手触摸左脚脚尖。然后躺下，高举左手手臂，转体，用左手触摸右脚脚尖。每一边各做 25 次。

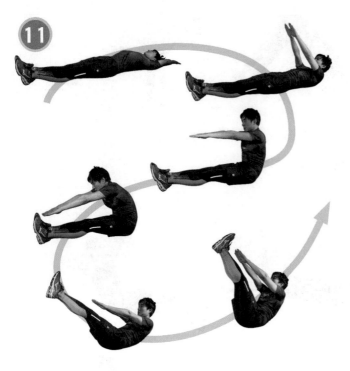

平躺在地板上，手臂上举，做一个仰卧起坐，双手触摸脚尖后躺下，当后背触地时双腿抬起，上半身起身，用双手用力去触碰脚尖。

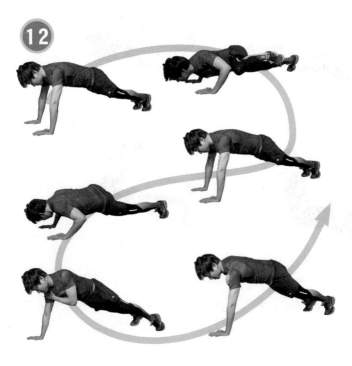

俯卧撑姿势开始，弯曲双肘降低重心做一个俯卧撑的同时左膝触碰左肘。双手和胸部发力撑起身体，再做一个俯卧撑同时右膝触碰右手肘。撑起身体后用左手触碰右肩，用右手触碰左肩。

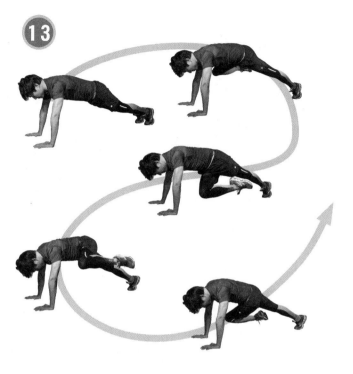

13

俯卧撑姿势开始，右膝向右抬起后划一道弧线慢慢顶向左手肘方向。回到俯卧撑姿势，向左抬起左膝后顶向右手肘方向。两边一共做25次。

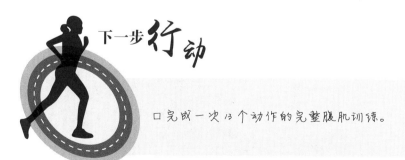

下一步 行动

口完成一次13个动作的完整腹肌训练。

每天
三分钟
燃脂运动

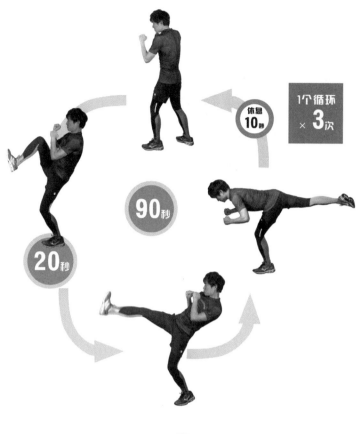

休息
10秒

1个循环
×3次

90秒

20秒

双手握拳，左手左腿在前，右手右腿在后，尽力抬高右腿向胸前靠拢，用力向前蹬出。回到起始姿势后右腿向后蹬出，双手置于胸前保持身体平衡。

做20秒，休息10秒，循环3次

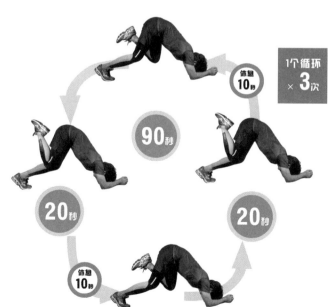

休息
10秒

1个循环
×3次

90秒

20秒

20秒

休息
10秒

双手合拢，肘部弯曲，用小臂支撑身体重心。抬高臀部使身体呈A字形，腹部持续用力，双脚后跟轮流踢向臀部。

做20秒，休息10秒。循环3次

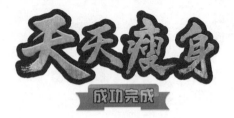

成功完成

恭喜你又完成了一次训练！没有完成不了的任务，没有克服不了的困难，没有战胜不了的敌人。

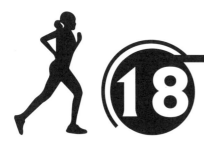

3 分钟在家快速瘦手臂，甩掉"拜拜肉"锁骨露出来

双脚与肩同宽站立，双手握拳置于胸前，小臂与地面平行。双手向两边打开做扩胸运动。快速有节奏地做25次。

双手手指相对，手肘弯曲向外打开举过头顶，挺胸收腹，双手保持这个姿势向前方划一道弧线停留在腹部，然后反向回到起始姿势。快速有节奏地做25次。

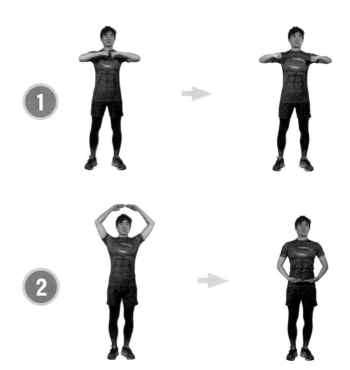

双手十指交叉握拳置于脑后，挺胸收腹，双手握拳向前水平伸直。有节奏地做25次。

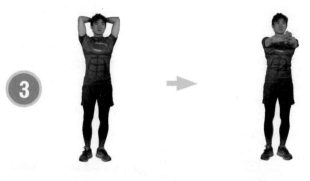

双手掌心向前置于胸前，向外打开使双手水平伸直。快速有节奏地做25次。

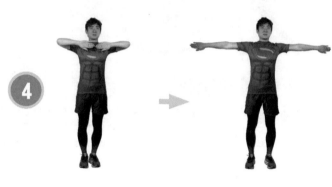

双手掌心向前，屈肘双掌垂直向上，置于身体两侧，同时向两侧推开至双臂完全伸直。快速有节奏地做25次。

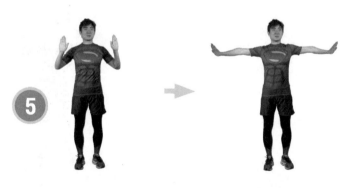

双手掌心向前置于身体两侧，向前方用力推出至手臂伸直。快速有节奏地做25次。

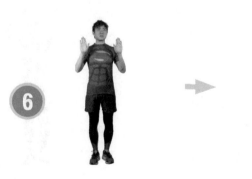

挺胸收腹，双手向前平举，想象在玩打地鼠的游戏，上下交替快速拍打，保持手臂伸直不要弯曲。快速做20秒休息10秒，做3次。

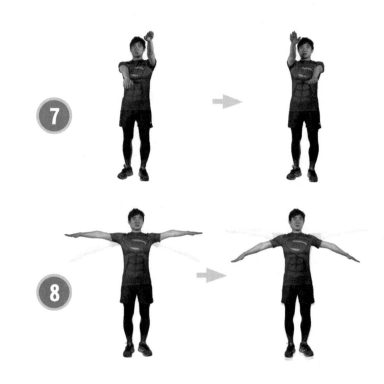

双手向身体两侧水平打开，双手手臂指向前方45度，然后开始转圈25次后反方向转圈25次。可以转大圈可以转小圈。

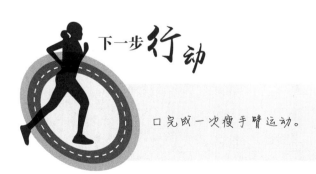

下一步行动

口 完成一次瘦手臂运动。

每天
三分钟
燃脂运动

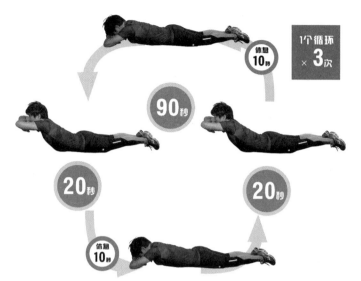

匍匐在地，双手交叉抱于身前，慢慢抬起手臂和上半身，保持姿势1秒后回到初始姿势。

做 20 秒，休息 10 秒，循环 3 次

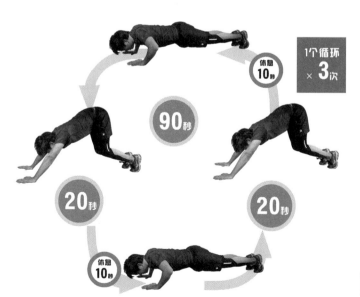

俯卧撑姿势开始，弯曲肘部做一个俯卧撑，向后上方推起身体的同时弯曲膝盖抬高臀部。接着身体重心向前移回到俯卧撑姿势。

做 20 秒，休息 10 秒。循环 3 次

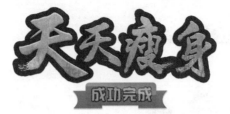

天天瘦身
成功完成

恭喜你又完成了一次训练！ 功不唐捐，世上没有白走的路，每一步都算数。

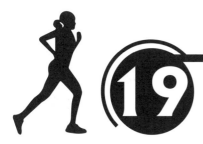

不深蹲无翘臀，3 分钟翘臀瘦腿
塑造细直大长腿

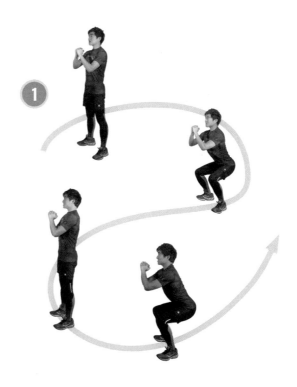

双脚与肩同宽站立，双手抱拳置于胸前。下蹲，想象自己坐在一个椅子上，膝盖不超过脚尖，双手放在胸前保持平衡，屁股夹紧慢慢地站起来。能更好地锻炼臀部肌肉，塑造线条。深蹲的诀窍就是收缩臀部，夹紧屁股。做 12 次。

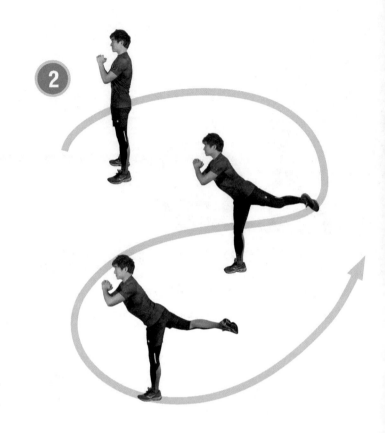

双脚与肩同宽站立,双手抱拳置于胸前。慢慢向后抬起左腿,保持这个姿势1秒后回到起始姿势。做12次后换右脚单腿站立,慢慢抬起右腿。做12次。

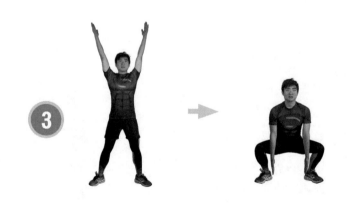

双脚比肩略宽站立,脚趾朝外,双手高举过头顶。臀部往下坐,降低身体重心,双腿向两侧分开,同时双手向下挥动至双腿内侧保持身体平衡。做12次。

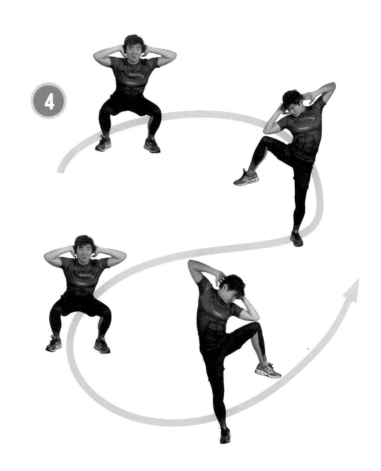

双腿比肩略宽站立，脚趾朝外。抱头深蹲，起立的同时腹部和臀部发力抬起右腿使右膝触碰右手肘。接着做一个抱头深蹲，抬起左腿使左膝触碰左手肘。做 12 次。

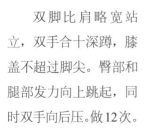

双脚比肩略宽站立，双手合十深蹲，膝盖不超过脚尖。臀部和腿部发力向上跳起，同时双手向后压。做12次。

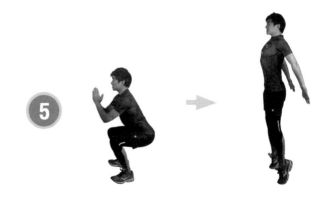

双脚并拢站立，双手十指交叉抱拳置于胸前。向下深蹲，保持身体平直，膝盖不超过脚尖。做12次。

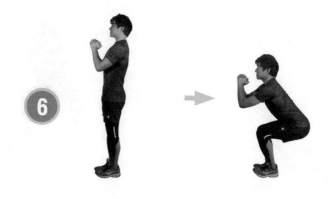

右脚单腿站立，左脚向前略微抬起。双手十指交叉抱拳，用右脚下蹲。做6次换左腿单腿站立，右脚向前抬起，用左腿做6次下蹲。双手在胸前保持身体平衡。做12次。

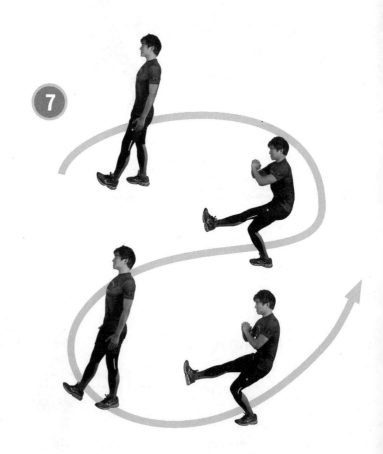

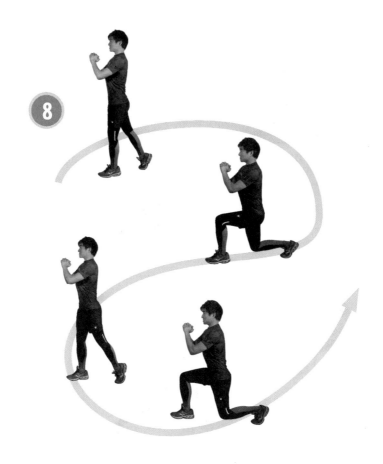

　　双手十指交叉抱拳置于胸前，左脚在前右脚在后。右脚往后退一步，慢慢降低重心弯曲膝盖接近地面，左腿大腿与小腿呈90度直角。回到起始姿势后换左脚往后退一步，弯曲膝盖接近地面。做12次。

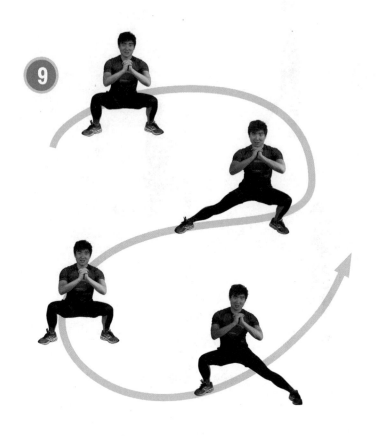

　　双脚比肩略宽站立，双手十指交叉抱拳置于胸前。做一个深蹲后把重心向左移动至左腿，使右腿伸直。再将重心向右移动回深蹲姿势。做 6 次后把重心移到右腿做 6 次。

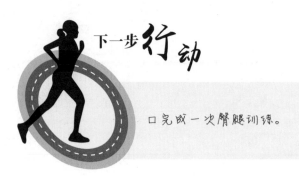

口完成一次臀腿训练。

每天
三分钟
燃脂运动

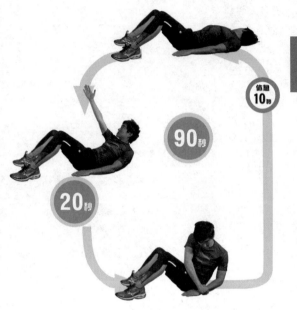

仰卧在地板上，目光注视伸直的右手，向上举起右手的同时腹部用力，让肩部背部离开地板，伸直手臂到最高点后向左扭动躯干，直至右手握住左手小臂。

做 20 秒，休息 10 秒，循环 3 次

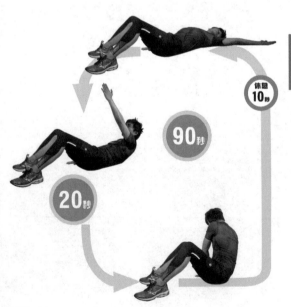

仰卧在地板上，目光注视伸直的左手，向上举起左手的同时腹部用力，让肩背部离开地板，伸直手臂到最高点后向右扭动躯干，直至左手握住右手小臂。

做 20 秒，休息 10 秒。循环 3 次

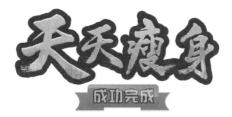

成功完成

恭喜你又完成了一次训练！要想人前显瘦，必定人后掉肉。

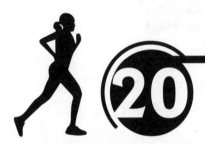

5 种平板支撑瘦肚子，内脏脂肪燃起来

俯卧在地板上，用脚趾和手臂的力量支撑身体，保持身体绷直。加强腹部肌肉，强化关节和肌肉强度。保持这个姿势 60 秒。

 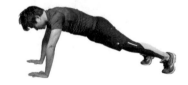

俯卧在地板上，手脚与肩同宽，用手肘和脚趾支撑身体与地面平行，呈平板支撑姿势。臀部不要抬高也不要下塌，从头到脚步呈一条直线。保持这个姿势 60 秒。

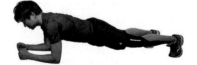

身体转向侧面，用
左手肘支撑身体重心，
伸直双脚，抬起腰臀部，
右手高举至身体上方。
强化肩膀和手臂肌肉和
腹外斜肌。保持这个姿
势 20 秒，休息 10 秒后
换身体另一侧。

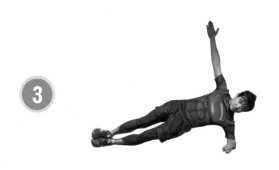

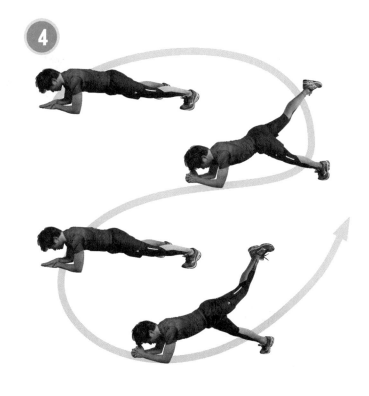

平板支撑姿势开始，
双手放在一起用肘部支
撑身体重心。慢慢将右
脚后跟抬高的臀部上方。
保持这个姿势 20 秒，休
息 10 秒后慢慢抬高左腿
到臀部上方，保持 20 秒。
能同时增强臀部、背部、
腹部和腿部肌肉。

5

平板支撑姿势开始。通过改变手臂位置来抬高身体，右手撑地撑起身体呈俯卧撑姿势，弯曲右手肘降低身体重心，再弯曲左手肘回到平板支撑姿势。连续不停地做60秒。

下一步 **行动**

口完成5个平板支撑运动。

每天
三分钟
燃脂运动

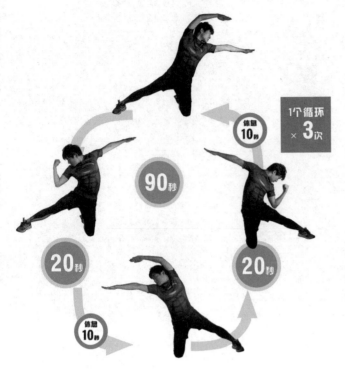

左膝跪地，右腿向右伸直，双手向左尽量平行伸展。在左手保持不变的情况下躯干向反方向侧弯，右手弯曲肘部贴近大腿。重复20秒后休息10秒，换另一边。

做 20 秒，休息 10 秒，循环 3 次

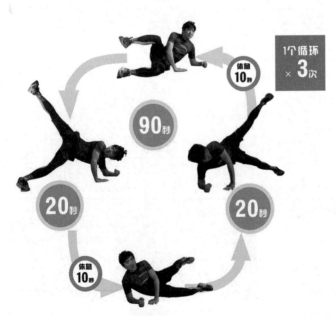

侧卧在地板上，双手支撑身体重心，弯曲膝盖，腹部用力略微抬起右腿。用支撑手和左腿力量撑起身体，右腿尽可能往上伸展。回到起始姿势后重复动作20秒休息10秒，换另一边。

做 20 秒，休息 10 秒。循环 3 次

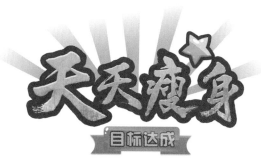

天天瘦身
目标达成

太棒了！恭喜你又完成了一次训练！

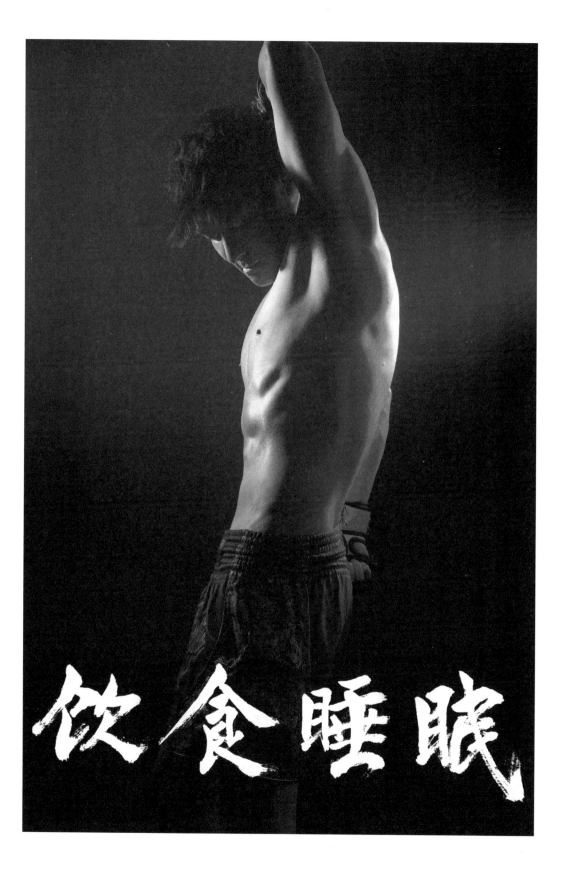

饮食睡眠

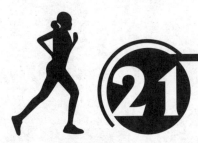

6 大减肥食物，把吃出来的肥肉吃回去

牛奶酸奶补钙助减肥

大家都知道缺钙会导致骨质疏松、腰酸背疼、腿抽筋，但少有人知道缺钙还会导致肥胖的发生。当人体缺少钙之后，人体会分泌一种激素，叫作钙三醇，这种激素会导致生成脂肪的量加大，身体会更容易合成脂肪，储存更多脂肪，脂肪代谢也会变慢，从而导致人变胖。

通过补钙就能减低钙三醇激素的分泌，起到减肥的作用。补钙最好的方法不是吃药片，而是喝牛奶和晒太阳。身体对牛奶中钙的吸收更好，除此之外牛奶中还有钙片中没有的乳清蛋白，它能燃烧脂肪合成肌肉。正能量瘦身法的目标是把身体转变为易瘦体质，在这个过程中离不开脂肪燃烧和肌肉合成，牛奶能帮助身体完成这个过程。

钙还会向细胞输送水分，使体内器官活跃运转，并且能提高肠胃的收缩运动，将吸附在肠胃中的脂肪排出体外。

酸奶中除了含有钙质还有益生菌，益生菌会跟身体中的油脂发生反应，把它包裹住，然后排出体外。益生菌和钙双剑合璧，对减肥能起到事半功倍的作用。

有人会想，那我把牛奶买回去当水喝，把油脂全排掉岂不是瘦得更快？

人体一天需要 800～1000 毫克的钙，但一次再怎么喝身体也只能吸收 500 毫克，喝多了也不会起到叠加效果。超市一升装的牛奶如果一次喝下去，一半都会被浪费掉，建议分成早晚两次或分两天饮用，最好选择小包装的脱脂纯牛奶。选购时还需分辨纯牛奶和风味牛奶饮料，前者减肥后者致胖。

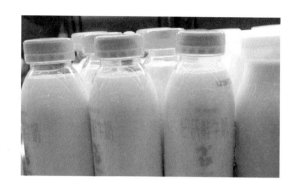

开心果让减肥更开心

我喜欢嗑瓜子，一嗑起来就根本停不下来，手和嘴完全不受大脑控制。因为不含糖分也不油腻，有人用嗑瓜子代替正餐来减肥，可是看起来对减肥无害的瓜子实际上堪比五花肉，油脂和热量特别高。坚果类的食物都含有很高的脂质成分，而且都是高热量的食物，特别是炒制的瓜子、花生，油炸花生热量就更高了。

但是在坚果中有一个异类，就是开心果。它不但没有那么多的脂质成分，不是高热量食品，它还有一个非常特殊的成分，叫油酸。开心果中的油酸能够让你产生饱腹感。如果在减肥过程中特别嘴馋想吃东西，吃点开心果是非常好的选择。

瘦身水果让你美丽健康又漂亮

水果作为重要的碳水化合物，富含维生素、矿物质、膳食纤维、抗氧化剂，价格也很便宜，随处都能买到。虽然水果中有果糖，但只要不超量就不会对瘦身产生影响。在减脂期间，我每天都会吃一点水果。

需要注意的是，吃水果要注意方式方法，否则反而会成为致胖因素。

现在很多家庭都购买了榨汁机，榨出的鲜果汁相对于外面用糖精、色素和添加剂勾兑出的饮料来说更健康，营养更丰富，但鲜榨的果汁同样会导致肥胖发生。

榨汁机把富含膳食纤维和营养素的水果打碎到只剩下果糖和水分。失去了纤维的果汁与直接食用水果相比，损失了大量营养，被打成小分子的果糖还会被人加速吸收，让血糖升得过快，对瘦身形成阻碍。

吃水果有一定的饱腹感，通常很难超量。但一杯橙汁就要用掉 10 个橙子，人体无法吸收那么多的水溶性维生素，但对糖分却可以来者不拒，这些多余的糖分就会转化为脂肪囤积起来。

香蕉

香蕉有丰富的食物纤维、维生素A、钾，可以增进肠胃健康、强化肌肉、利尿软便，还可以马上消化迅速补充体力。很多参加马拉松的选手在赛前都会吃一两根香蕉为身体提供能量。

香蕉有很强的饱腹感，吃一两根就不会饿，而且热量还很低，是利于减肥的好水果。

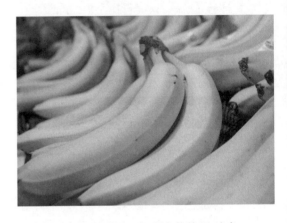

我减肥期间吃得最多的水果就是香蕉。通常我把它放在运动后补充能量时食用，和牛奶一起吃会成为很好的蛋白质和能量来源。

苹果

苹果有丰富的果胶，有排毒养颜的功效，有饱足感且热量不高。

有研究证明，在餐前吃苹果可以减少进餐时的热量摄入，防止发胖。因为苹果中的果胶遇水后会膨胀，吃苹果后再喝水，很容易产生饱腹感。一天一苹果，医生远离我。

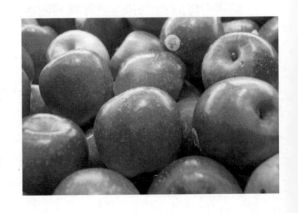

牛油果

能瘦身的水果还有维密超模菜单中出现频率最高的牛油果，牛油果饱和脂肪低还有很强的饱腹感，在沙拉、奶昔、面包上用牛油果做成的果泥来替代黄油、酱料，能够减少热量摄入。

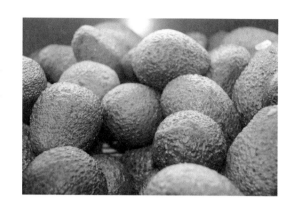

均衡饮食最健康

运动前吃一根香蕉能快速补充能量，提升运动表现。用香蕉来代替高热量食品是很好的选择，但做到饮食均衡就要把握一个度，否则就会变成下面这样：

身体：我要吃饭。

我：没有，给你根香蕉。

身体：我要吃肉，我需要蛋白质和脂肪。

我：没有，给你根香蕉。

身体：我要吃……

我：没有，给你根香蕉。呃，你要吃什么来着？

身体：你当我猴子啊？！

任何单一饮食的减肥方法都是不健康的，比如三餐只吃苹果或香蕉的减肥法会威胁到身体健康，会因为缺乏蛋白质、矿物质等营养元素而导致身体虚弱。一定要做到均衡饮食，搭配合理运动，不仅有益健康，还能取得最好的减肥效果。

下一步 *行动*

☐ 1. 每天喝牛奶或酸奶补钙，帮助肌肉合成脂肪燃烧。

☐ 2. 每天吃一点能帮助瘦身的水果、坚果，均衡饮食，保证每天营养摄入全面而丰富。

每天
三分钟
燃脂运动

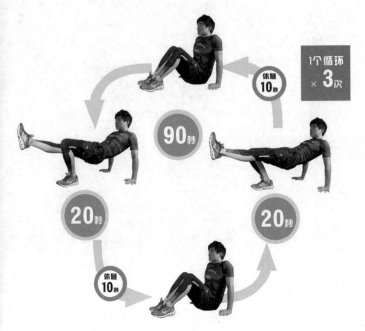

　　双腿并拢膝盖弯曲坐在地板上，双手撑地，左腿和臀部共同发力撑起身体躯干，同时向前伸直右腿。回到起始姿势后右腿和臀部发力撑起躯干，同时向前伸直左腿。

做 20 秒，休息 10 秒，循环 3 次

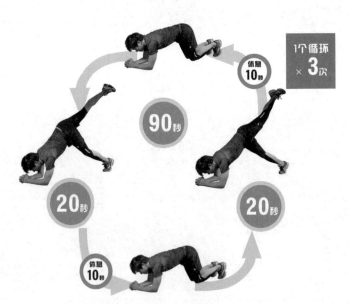

　　跪在地板上，双手手指交叉抱拳，用小臂支撑身体重心，膝盖弯曲略微离开地面。抬起左脚到最高点。回到初始姿势后将右脚抬起到最高点。

做 20 秒，休息 10 秒。循环 3 次

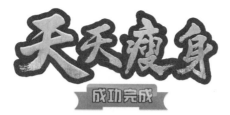

天天瘦身

成功完成

恭喜你又完成了一次训练！站着不动，永远都只能是观众。

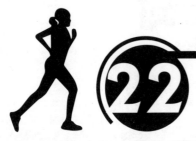

享受美食，越吃越瘦的 3 个秘诀

减肥是女人一生的事业，但一说到减肥，总会让人联想到挨饿时的头晕眼花。

其实，只要掌握正确方法，就能让你享受美食，享瘦人生，让减肥不再是折磨。我在减肥期间经常去吃火锅、海鲜自助也能瘦身成功，关键就在于使用了瘦身闭环达到减脂公式，让身体变成了易瘦体质。除此之外，热量控制的方法、聚餐的挽救策略、食物的选择都很重要，它们能让你在享受美味的同时快乐减肥、轻松瘦身，现在为你分享我的三个重要饮食秘诀。

秘诀一：控制一日三餐总热量，放松心情尽情享用

要达到减脂目标就需要每日达成减脂公式。相对于外食中多油、多盐、多糖的高热量食品，晚上选择在家吃饭可以更好地控制热量。然而生活中聚餐、外食都不可避免，觥筹交错间热量超标几乎是必然。

想要减肥又该如何应对呢？

第一个方法是：控制一天三餐的总热量，如果晚上要聚餐，在早餐和午餐时

就刻意少吃一点，减少热量摄入，晚上聚餐时就可以放松心情尽情享用美食了。吃完饭还可以散步走回家促进消化，增加热量消耗。只要一天的总热量不超标，达成减脂公式，就能一边吃一边瘦。

有时候一天的总热量也会超标，导致减脂公式无法达成怎么办？

偶尔有一天无法达到热量赤字也不用担心，在第一天无法成减脂公式的时候还有 24 小时的补救期，在新增脂肪还没在你身上站稳脚跟时，第二天马上进行突击瘦身，把它一举歼灭。做一点有氧运动增加能量消耗，保证第二天达成减脂公式，第三天就会发现体重又降下来了。

那如果连续好几天都热量超标怎么办？

那我只能说：怪我喽，其实你根本不想瘦。

秘诀二：只吃菜不吃饭，避免脂肪和糖类合成囤积

每逢佳节胖三斤，面对丰盛的美食，怎能忍住不大快朵颐享受舌尖上的美味呢？

米饭属淀粉类食物，在体内会转换为糖原，糖原超出身体需求后，多余的就会被肝脏转化为脂肪存储起来。脂肪与糖类结合后会加速合成与囤积。

因此，避免在就餐时同时摄入肉类和糖分就能有效预防身体变胖。

会转化为糖类的食物主要有：米饭、面食、甜饮。

秘诀三：吃得少不如吃得巧，补充优质蛋白增加瘦体重

现在的聚餐几乎都是肉多菜少，大都是高蛋白质和高脂肪的食物。这些优质蛋白质怎么能白白浪费呢？天天瘦身，每天至少做 3 分钟的运动，选择性地去吃那些蛋白质较高的食物，可以快速补充身体对蛋白质的需求，修复肌肉增加瘦体重。瘦体重也就是肌肉含量，它能调高新陈代谢，新陈代谢高的人会比代谢低的人每天多消耗很多能量，是一劳永逸的减肥方法。

两个人一起减肥，基础代谢高的人每天躺着不动也能比代谢低的人燃烧更多脂肪，赢在起跑线上。这是非常划算的事。相当于代谢低的人要少吃一顿饭，多跑半小时才能达到代谢高的人同样的效果。这也是我减脂和增肌同时进行的原因。

在去吃自助餐或聚餐的前一天
或当天，我都会加大轻健身的训练
量，让肌肉得到充分锻炼。这样，
在聚餐时不仅不会让美食成为减肥
的阻碍，反而是我补充能源获取优
质蛋白的绝佳机会。基围虾、龙虾、
黑虎虾、牛肉、羊肉、三文鱼等都
是非常优质的蛋白质来源，尽量不
要选择油炸酥肉、烤五花肉这些油
腻的高脂肪高热量食物。吃得少不
如吃得巧。

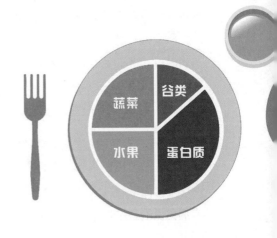

天天瘦身减脂餐盘

以上这些方法都是我在外就餐
时经常使用的，小改善有大效果，
让我享受美食的同时快乐减肥轻松
瘦身。它们作为饮食过量的补救措
施和防卫手段，在减肥中起到了很
大作用。

容易长期持续的方法才是好方
法。远离美食的节食减肥除了不健
康之外太违背人性，无法长久。

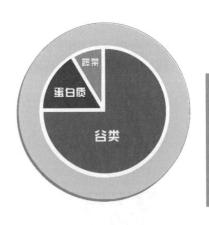

牛肉面餐盘

增肌减脂不一定非得去吃难以下咽的健身餐，也不用四处寻找烦琐复杂的食谱。吃你自己喜欢的，按照天天瘦身减脂餐盘，在分量配比上做出调整，就能在享受美食的同时快乐瘦身。

为了长期的饮食健康，建议在条件允许的情况下尽量回家吃饭，选择绿色、新鲜、健康的食材。避免摄入过多米饭、面食、饮料等含糖食物，多吃鱼肉豆蛋奶等富含蛋白质的食物，增加瘦体重减少脂肪囤积，就能吃得饱吃得好，不发胖且越吃越瘦。

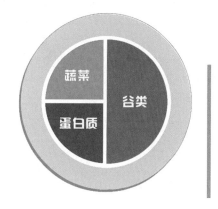

便当餐盘

下一步 *行动*

□ 1. 在聚餐当日控制一日三餐的总热量，降低其他两餐摄入，同样能够达成减脂公式。

□ 2. 避免同时摄入大量糖分和脂肪。

□ 3. 增加蛋白质的摄入，为合成肌肉分解脂肪提供原料。

每天
三分钟
燃脂运动

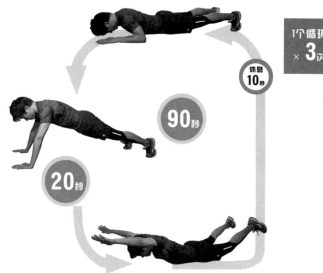

趴在地板上，双手掌心向下放在身体前面，手臂弯曲。用脚尖使双脚立起，抬高小腿和膝盖。用手和脚用力推地板，撑起身体呈俯卧撑姿势。放下身体，同时将双手，双脚和胸部从地板上抬起来。此时身体只有髋部与地板接触。

做 20 秒，休息 10 秒，循环 3 次

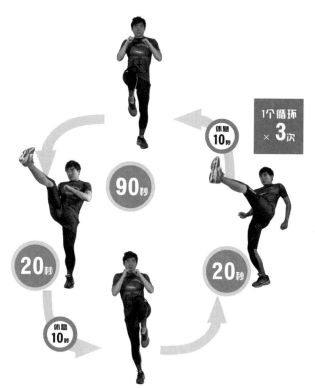

双脚与肩同宽站立，双手握拳置于胸前，右脚尽力向上踢，双手打开保持身体平衡。回到起始姿势后左脚尽力向上踢。

做 20 秒，休息 10 秒。循环 3 次

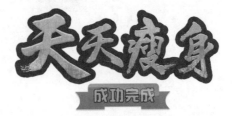

恭喜你又完成了一次训练！你是最棒的，加油，一定能行！

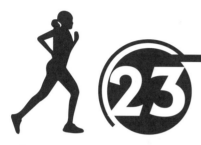

大口吃肉大口喝酒正是致胖的根源

Baby 在金拱门大饭店点餐："我要 1 杯大可乐，1 包薯条，4 个炸鸡翅，3 个鸡腿。"

服务员问："要一个汉堡吗？"

Baby 坚定地说："不了，我正在减肥。"

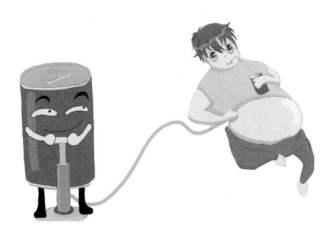

人类是肉食动物，无肉不欢，面对美食能酣畅淋漓地大口吃肉、大口吃饭、大口喝酒，是很多人都想要的生活。自古以来，酒与肉就难舍难分，武松打虎前也是二斤熟牛肉配上十八碗好酒下肚，顿时浑身是劲。可是肉、饭、酒的结合加上进食量过大，进食速度过快，就成了变胖的最佳捷径，没有之一。

肉类中包含蛋白质、维生素、矿物质等能够提高代谢的营养素。需要注意的是肉类的脂肪含量也很高。猪肉中的油脂非常高，五花肉油脂更是高达80%，选择鸡肉、牛肉、猪肉油脂较少的瘦肉部位可以在热量上取得平衡。

单纯摄取油脂还不足以让人变胖，如果油脂遇见了糖类这个好兄弟，就会立马拥抱在一起变身脂肪了。淀粉类的食物如米饭、面条都是主要的糖类来源，大口吃肉大口吃饭就是致胖的根源。

有的人通过不吃米饭的方法来减肥瘦身，这种方式避免了肉类和糖类的接触，会有一定效果。但不吃米饭的减肥方式并不健康，淀粉摄入不足会导致酮体超标。

碳水化合物也会帮助肌肉合成和分解脂肪，完全不摄取碳水化合物弊大于利。

米饭＝糖，一吃下肚子就马上分泌胰岛素。

我在减肥期间饮食并没有减少，蔬菜、水果、肉类、鸡蛋、牛奶、豆类都会吃很多，但每顿饭的分量都控制在只有1个拳头左右，差不多半碗饭。

酒除了堆积脂肪变成啤酒肚之外，最大作用在于阻止脂肪的燃烧。就算没有酒，脂肪和糖类两兄弟大量结合后已经会使人变胖了，酒起到的是推波助澜、加柴添火的作用。

脂肪和糖类是最危险的致胖组合

生活中有很多食品来自脂肪和糖类的结合，这是在瘦身期间最需要警惕的危险食物。

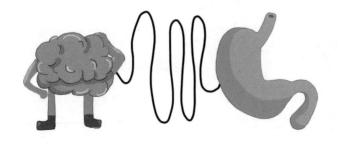

啤酒和炸鸡

啤酒和炸鸡都是高热量食品，一份炸鸡配啤酒大约在 1500 ～ 2000 大卡，超过了正常饮食一天三餐的总卡路里摄入量。除此之外，炸鸡还起到堆积脂肪的作用，啤酒起到阻止脂肪燃烧的作用，它俩共同协作，便完成了脂肪合成。

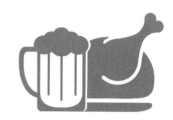

汉堡和可乐

国际化快餐连锁在全世界攻城略地的同时，也对全球性肥胖做出了一定的"贡献"。汉堡包含肉类和淀粉、可乐包含糖类和水分，高热量食品结合在一起，能加速吸收促进脂肪合成。一杯可乐大概是 3 碗米饭的热量；一份薯条大概是 3 碗米饭的热量；一个汉堡至少有 6 碗米饭的热量；一份 3 样搭配在一起的套餐相当于 12 碗米饭的热量。

热狗和甜饮

热狗是加工肉品，为了让口味更好，加入了很多淀粉、油脂、调味料和添加剂。热量和油脂都不低，盐分较多。加上含糖饮料，远超一餐的热量需求。

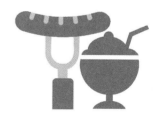

方便面和火腿肠

有些人吃完方便面，端起碗就把汤都喝了。方便面是油炸食品，高热量、高脂肪，火腿肠里没多少肉，却含有大量添加剂、色素和防腐剂。方便面的最大作用就是在抗震救灾时用来应急，平时还是少吃为妙。

奶酪、蛋糕等甜点更是直接完成了这种致命组合，它的主要成分就是大量的糖分和反式脂肪。

这些可口美食在满足你味蕾的同时也给你带来了长久的伤害。

全球垃圾食品反击战

世界卫生组织建议对高热量、容易致胖的垃圾食品征收"垃圾食品税"，鼓励各国用税收政策促进健康饮食。

英国对汉堡包、薯条、碳酸饮料、黄油等垃圾食品征收 17.5% 的增值税。要求在食品标签上使用"交通信号灯"颜色标识，并加注每件食品中的脂肪、盐和糖的含量，以及所含的热量。

罗马尼亚对垃圾食品征税，并明确定义垃圾食品为那些含有高盐、高脂肪、高糖和高添加剂的不健康食品，更具体点说，包括快餐食品、蛋糕和甜食、零食和油炸食品、苏打和碳酸型饮料等。

丹麦要求所有饱和脂肪含量超过 2.3% 的食品包括肉类、黄油、牛奶等奶制品和饼干等，都必须缴纳每千克饱和脂肪 16 丹麦克朗，约合人民币 18 元的脂肪税。对冰淇淋、巧克力和甜食多征收 25% 的税，并计划提高对软饮料、烟草和酒精产品的征税。

法国对可乐等含糖饮料征收 1% 的肥胖税。

墨西哥对每百克含 275 卡路里以上的垃圾食品征收 8% 的垃圾食品税。对非基本膳食的巧克力、糖果、奶油花生高热量食品征收食品税。

印度对汉堡包、比萨饼、甜甜圈、三明治和意大利面等快餐食品征收 14.5% 的肥胖税。

美国有一项对 300 万在校学生和 300 万孕妇的个人肥胖指数与所在学校或住所离快餐店远近的关系的研究。结果表明：学校离快餐店越近，学生就越容易发生肥胖。学校到快餐店的距离每减少 0.1 英里，该学校发生肥胖的概率就会增加 5.2%。孕妇住所离快餐店距离每减少 0.1 英里，她们发生肥胖的概率就会增加 5.5%。

国际快餐连锁公司对健康和肥胖避而不谈，主打标语强调的是口感和个性。

长胖怕什么，我就喜欢；高热量怕什么，我就喜欢；只要口味好，只要生活好滋味。

通过这样的潜意识营销来塑造青少年的饮食偏好，鼓动在健康和美味之间选择好滋味，因为个人长期的食物选择最终会受制于饮食偏好。

避免长胖的五大饮食干预

因此，如果在减肥前饮食不够健康，首先需要在饮食上做出以下 5 个调整：

（1）不吃西式快餐

（2）不喝甜饮料（如市售果汁、奶茶、碳酸饮料、含乳饮料等）

（3）不吃油炸食品（如方便面、油条、薯片、炸鸡块等）

（4）不让进食量过大

（5）不让进食速度过快

避免长胖的五大饮食干预

1.不吃西式快餐

2.不喝甜饮料

3.不吃油炸食品

4.不进食量过大

5.不进食速度过快

为什么进食速度快会变胖

大口吃肉大口喝酒导致肥胖的重点在于"大口"。

我们什么时候吃饭，吃多少，都是由大脑指挥中心做出决策并下达命令。大脑在下达吃饱的命令时需要"士兵"提供情报，情报内容就是胃的充盈程度和血糖浓度，当胃充盈度和血糖浓度达到一定程度，大脑就会做出放下碗筷停止进食的决定。

但是这个情报送达过程是有一段时间的，这个时间大概在 20 分钟左右。如果你吃得很快，情报还没送达，大脑停止进食的命令还没发出来的时候，你就已经多吃了很多本可以不吃的东西，饮食就很容易过量。

细嚼慢咽，减慢进食速度，细细品味美食的滋味，就能减少食物热量的摄入。通过对自己的饮食干预，不仅能起到控制不良饮食行为发生的作用，也能成功改正不良饮食习惯，达到减肥的效果。

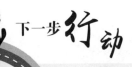 下一步 行动

☐ 1. 不吃西式快餐。

☐ 2. 不喝甜饮料（如果汁、奶茶、碳酸饮料、含乳饮料等）。

☐ 3. 不吃油炸食品（如方便面、油条、薯片、炸鸡块等）。

☐ 4. 不让进食量过大，不让进食速度过快。

每天
三分钟
燃脂运动

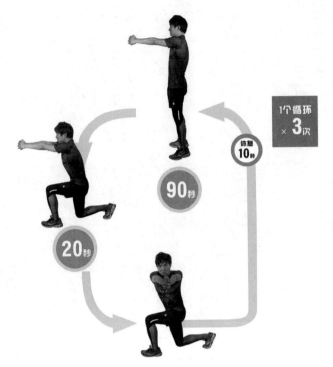

双脚与肩同宽站立，向前伸展双臂，十指相扣。将左腿向前迈出一步，膝盖不超过脚尖，使右腿膝盖几乎贴近地面。将上半身转至左侧并延伸视线至指尖。将迈出的左腿收回到起始姿势。

做 20 秒，休息 10 秒，循环 3 次

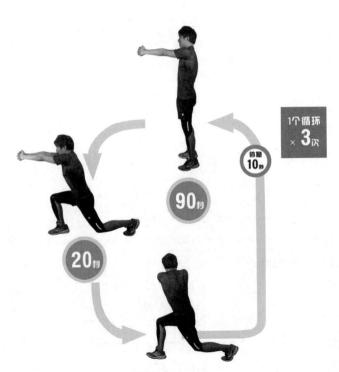

双脚与肩同宽站立，向前伸展双臂，十指相扣。将右腿向前迈出一步，膝盖不超过脚尖，使左腿膝盖几乎贴近地面。将上半身转至右侧并延伸视线至指尖。将迈出的右腿收回到起始姿势。

做 20 秒，休息 10 秒。循环 3 次

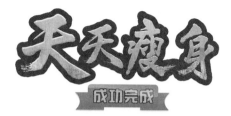

成功完成

恭喜你又完成了一次训练！把健身变成习惯。

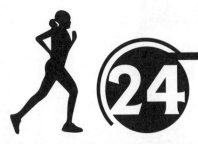

上天给了我一颗减肥的心，
却给了我一张吃货的嘴

我们都知道减肥要少吃多运动，但总忍不住想要吃的欲望，面对美食，内心不断呼喊"我要吃，我要吃"，瞬间就会缴械投降。放飞饮食后却无法直面上涨的体重，又会感觉后悔、惭愧、内疚：我在减肥，我不应该吃这么多，我的意志力怎么这么差？

其实，我们不用亏待自己，减肥也不要亏待自己，反而要让自己吃得好、吃得巧。用健康的方法来减肥，把心理、饮食、运动、睡眠、认知相结合，既不痛苦也能瘦得健康，牢记瘦身闭环和减脂公式，可以保持长久不反弹。

输入 = 输出

用什么喂养自己，就会成为什么样的人。输入什么就会输出什么。

在心理上，输入正能量你就会获得源源不断的动力，成为更好的自己，走向更广阔的天地；输入负能量，则会贪嗔痴缠身，把自己锁死在阴暗的角落。

在认知上，输入高价值的知识，阅读书籍就会获得真知灼见，帮助自己获得想要的结果；听信谣言去吃减肥药、减肥茶、蛔虫卵，就会损害健康。

在身体上也同样如此，吃什么样的食物，做什么样的运动就会获得相对应的体型。

在健身领域中有一个理论，把所有的人分为三种形态：内胚型、中胚型和外胚型，上天赐予每个人不同的体型。这个理论非常普及，差点我就信了，但当我从内胚型转变为外胚型之后，我发现这个理论并不真实。

我们的外表形态取决于生活方式，也就是瘦身闭环中的运动、饮食、睡眠。不管现在是肥胖还是纤弱，都能够通过饮食、运动、睡眠来对体型产生巨大改变。身材并非天注定，它完全取决于自身的认知和努力程度。身体的每一寸皮肤、每一块肌肉都能够精细雕刻，而你自己就是肆意挥洒创造力的艺术家。

没有制造需求，吃下的所有食物都会变成脂肪

有的人认为我不想运动，也不想增加活动量，只要少吃或者选择低脂肪、低糖的食物就能瘦下来，这就是妄念。所有的营养素，包括蛋白质、脂肪、碳水化合物，如果身体没有需求，就会全部转化为脂肪囤积起来。瘦身闭环中的每一个环节都缺一不可，遵循它，想瘦一点也不难。错误的方法才是减肥成功率低的根本原因。

在做超慢速跑步等有氧运动时，身体会燃烧很多热量，同时也会消耗掉很多的糖原。运动后吃的食物就会转化为糖原跑到肌肉里面去。

在做重量训练时，身体对蛋白质产生巨大需求，运动后吃的食物会被转化为蛋白质，跑到肌肉里面去建造肌肉组织。

但是如果一天只是躺着看电视，哪怕吃的是龙虾、鲍鱼、鱼翅、燕窝、脱脂牛奶，也都会转化为脂肪让人变胖。

饮食"断舍离"，健康又美丽

"断舍离"是日本杂物管理咨询师山下英子推出的一种收纳物品的生活哲学。它让人从根本上反思自己与物品的关系，对物品进行简化、取舍，从而为自己省出整理的时间、空间、劳力和精力。

断舍离本质上是帮助我们从加法生活走向减法生活。减肥其实也是相同的理念，在饮食上做减法，做到断舍离。

饮食断舍离：

断绝高热量垃圾食品对身体造成伤害；

舍弃加工食品，选择绿色、新鲜、天然、当季、健康的食材为身体提供能量和养分；

脱离对甜食、饮料和加工食品的执着。

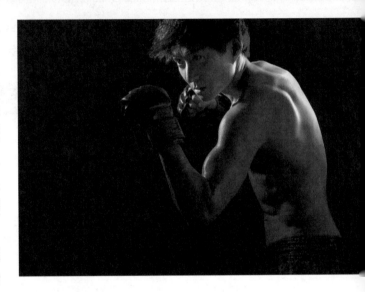

要以思考自我真正需求为中心，而不是成为食物的附庸，以此达到人生清净高效的自由境界。在饮食上做减法，给身体最必需和精华的食物，提供充足的蛋白质、脂肪、碳水化合物、维生素、矿物质和水。让身体保持能量充足，清净的状态。

节食减肥本身很痛苦还没效果，减掉肌肉基础代谢下降后长回来的都是脂肪，会导致人越减越肥。

怎样控制饮食？怎样吃得好还不会胖？怎样满足口腹之欲还能轻松减肥呢？

减肥塑型别烦恼，天天瘦身有法宝。下面为你分享 3 个避免热量摄入超标的秘诀，让你吃得好、不挨饿还能健康减肥，轻松瘦身。

秘诀一：更换蓝色餐具

日本东京大学脑科学教授篠原菊纪研究发现，当我们进餐时使用蓝色的背景和餐具，能够减少食欲。

视觉专家发现视线常停留在蓝色上，食欲就会慢慢下降，因为味觉和视觉、触觉都是相关联的。想一想有哪些食物是蓝色的？好像很少。

在餐厅中通常都会使用暖色系来装修，火锅店、国际化快餐店大多都是红色调和黄色调。它们绝对不会用使用蓝色来作为餐厅的主色调。因为研究发现，使用红色会让人食欲大开，最多能提升 40% 的食量。

但是在家里我们自己可以使用蓝色的餐具、桌布来避免自己进食过量，你会发现食欲在慢慢下降。

秘诀二：外食过水

很多人家里炒菜放超多的油，吃起来会很香，但是并不健康。经常在外面吃饭不可避免地都会遇到高油、高盐、高糖、高脂的问题，因为油多了吃起来会很香，而且没有饱腹感，只会越吃越想吃。高盐、高糖、高脂能够满足人们对热量的需求，也是让饭菜可口必不可少的因素，但却是减肥最大的敌人。

有的人家里炒一盘回锅肉，菜下面的油能倒满一个茶杯。油的热量已经完全超过了这盘食物本身的热量，实际上吃的都是油，顺便吃了一点菜。

如果有条件自己烹饪，可以尽量选择蒸煮的烹饪方式。如果外食太油腻，在汤或水里面过一下再吃会减少很多的热量摄入。

我有个学员仅仅对"油的摄入量减少"这一项进行改善，就瘦了十几斤。

秘诀三：多吃蛋白质

其实，我们应该多吃的是蛋白质。国民生活水平直线上升，消费升级吃肉的人是增加的，但蛋白质的摄入量却在逐年下降，反而不如从前。因为同样是牛肉、猪肉、鸡肉，不同部位的蛋白质和脂肪都是完全不一样的。有人说牛肉蛋白质高他经常吃，但他吃的都是牛腩、牛肚这些脂肪量大于蛋白质的部位，因为细嫩、香滑、口感好。做红烧肉、回锅肉时，也一定会去买脂肪多于瘦肉的五花肉，否则影响口味。因此，人均摄入的脂肪是多于蛋白质的。

所以，我们应该饮食均衡一些，除了红肉外还要多吃一些白肉，比如鱼、虾、鸡。红肉白肉结合起来，既能提供充足的蛋白质，还能满足红肉中铁元素的摄入。

推荐减肥饮食方案

早餐：250 毫升牛奶（8 克蛋白质），1 个水煮鸡蛋（10 克蛋白质）。

中午：蔬菜 3 个拳头，肉类 1 个拳头，米饭控制在 1 个拳头大小。

晚上：正常饮食，米饭控制在 1 个拳头大小。

睡前：250 毫升牛奶（8 克蛋白质）。

少油少糖，食物尽量选择以肉鱼蛋豆奶为主，餐和餐之间吃一点水果、坚果，这个时候维生素吸收比较好，还可以取代其他零食、点心等食物。一天喝水在 2000～3000 毫升。脂肪需要水分来帮助代谢，保证一天的饮水量足够。

在饮食上做到断舍离，断绝高热量垃圾食品对身体造成伤害；舍弃加工食品，选择绿色、新鲜、天然、当季、健康的食材为身体提供能量和养分；脱离对甜食、饮料和加工食品的执着。

更换成蓝色餐具，换成小号的餐具。外食的时候如果太油腻可以过一下水，减少油里面的热量，避免过多摄入变成脂肪。多吃蛋白质，白肉红肉相结合均衡饮食。减肥期间增加蛋白质摄入量，早晚一杯牛奶，控制米饭等糖类摄入避免脂肪合成。两餐之间吃一点水果、坚果，保持血糖稳定，多喝水帮助身体代谢脂肪。

通过运动制造需求，让吃下去的营养素都变成让身体健康的肌肉和能量。不要节食让自己陷入痛苦和内疚的恶性循环，养成良好的饮食习惯，我们就能瘦得健康、瘦得快乐。

下一步 **行动**

□ 1. 使用蓝色餐具来降低旺盛的食欲。

□ 2. 对太油的食物用水涮一下，降低油脂和热量的摄入。

□ 3. 增加每餐蛋白质的摄入。

□ 4. 尝试高蛋白、低脂肪、低碳水营养，全面执行轻松的减肥饮食方案。

每天
三分钟
燃脂运动

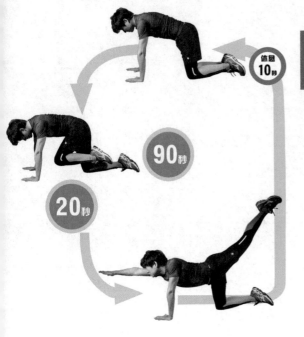

休息10秒

1个循环
×3次

90秒

20秒

跪在地板上，双手支撑身体重心，左腿膝盖先向肘部靠拢，接着向后上方尽力伸展。同时向前水平伸直右手臂。

做 20 秒，休息 10 秒，循环 3 次

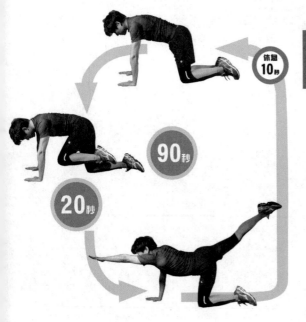

休息10秒

1个循环
×3次

90秒

20秒

跪在地板上，双手支撑身体重心，右腿膝盖先向肘部靠拢，接着向后上方尽力伸展。同时向前水平伸直左手臂。

做 20 秒，休息 10 秒。循环 3 次

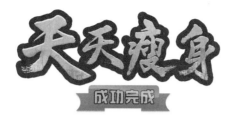

成功完成

恭喜你又完成了一次训练！战胜困难，走出困境，成功就会属于你。

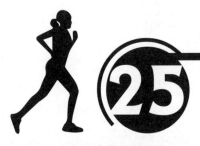

好身材都是睡出来的，
夜猫族女性发胖概率提高 73%

Baby 和很多年轻人一样喜欢熬夜，晚上刷剧、玩游戏、聚会时特别容易饿，很想吃宵夜，这个时候就会吃进去很多原本并不需要的热量。一段时间后，Baby 发现自己皮肤变差、反应迟钝，没有变瘦，反而发胖了。原来熬夜不仅会让我们变傻、变丑，还会变胖，这实在是太可怕了。

我们都认为吃了就睡，睡了就吃是导致肥胖的重要因素，睡得太多会造成肥胖。但和直觉相反，所有研究都显示了相反的结果，睡眠不足才是致胖元凶。

根据美国哥伦比亚大学研究，睡眠 4 小时以下的人相较于睡眠时间在 7 ～ 9 个小时的人，肥胖的概率高出 73%。

因为在睡眠期间身体会分泌一种瘦身荷尔蒙——瘦素，这种激素是我们在减肥瘦身过程中的好朋友，它能在体内阻止脂肪合成，还能抑制食欲，避免发胖。但是如果缺乏了高品质的睡眠，或者是吃了太多糖类、高脂类食物，压力荷尔蒙皮质醇就会分泌，造成瘦素分泌减少。压力荷尔蒙是减肥的敌人，它会导致暴饮暴食，造成脂肪在体内堆积。

我们知道身上有两种脂肪，一种是产生热量燃烧白色脂肪的棕色脂肪，一种是囤积热量的白色脂肪。晚上睡得太晚，褪黑素分泌不够，就会导致棕色脂肪慢慢退化萎缩，白色脂肪则会越来越多。

瘦素抑制食欲助减肥

瘦素可以影响到我们的饮食，当我们瘦素水平比较高的时候，食欲就会受到限制，食物的摄取会减少。瘦素分泌多了，食物摄入少了，人就变瘦了。我们的瘦素水平在一天当中有一个节律性的变化。在清晨，瘦素水平比较低，白天它逐渐地升高，到晚上我们入眠以后，它的水平变得最高。所以，我们晚上如果入眠太晚，或者入眠时间少，就会影响瘦素分泌的整体水平。

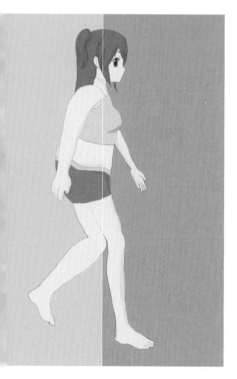

有医学研究发现，长期睡眠不足的人，叫长期睡眠剥夺。在这种情况下，身体对甜食会产生莫名的嗜好，会特别爱吃甜食。而大量的甜食也是导致肥胖的重要因素。

即使只有一晚不睡，第二天的代谢也会立刻放慢，呼吸和消化的能量消耗会减少5%～20%。血糖和食欲上升，睡眠被剥夺的人往往倾向于大份食物，寻求更多热量，摄取更多消耗更少。原因就在于睡眠不足改变了激素的平衡，从饱腹感变成了饥饿感，人们的感受会比实际上更饥饿。睡眠不足还会改变肠道细菌的平衡，而肠道细菌平衡也是保持良好代谢的关键因素。

睡出成功，睡出好身材

睡眠对大脑功能也非常重要，睡眠不足时反应变慢，大脑的运转和思考变得困难。睡觉的主要功能之一是让大脑得到恢复，葡萄糖是大脑唯一的食物，所有食物必须转化为糖原，成为血流中的葡萄糖，才能为大脑供给养分。睡眠能够为大脑补充葡萄糖。大脑很聪明，当它缺乏葡萄糖时会降低清醒度，诱发身体进入睡眠。

那些寿命最长，并且直到老年都保持着良好认知能力的人往往都拥有良好的睡眠。加拿大安大略省特伦特大学睡眠研究者史密斯的研究显示，一晚高品质的睡眠能够使人们在运动上的表现改进 20% ～ 30%。

熬夜学习是很多人备考和学习的常用武器。但这恰恰是最低效的学习方法，也是低水平勤奋的表现。

睡眠能够提升记忆。比利时的一项研究发现，在学习后立刻去睡觉，学习效果好于不马上睡觉的人。学习后去睡觉能增加海马体与内侧前额叶皮质之间的沟通，睡眠时身体能释放生物因子帮助强化神经突触，建立神经元之间的连接，快速眼动睡眠能够让大脑更善于学习和思考。这些都有助于将一开始不牢固的记忆转化为更深刻的记忆。

要保证大脑高效正常运转，最佳的夜间睡眠时间是 8 个小时。

健康饮食、运动以及睡眠不是"奢侈品"，而是"生活必需品"。

下一步 *行动*

□ 1. 保证每天 8 小时睡眠，让瘦素分泌保持在较高水平，抑制脂肪合成。

□ 2. 避免吃高糖、高脂类的食物而造成压力荷尔蒙增加堆积脂肪。

每天
三分钟
燃脂运动

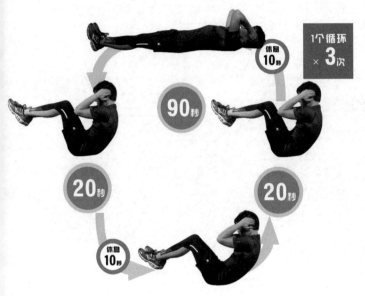

仰卧在地板上，双手贴近耳朵，膝盖向上抬起的同时腹部发力让肩背部离开地板，手肘触碰到大腿后双脚向前蹬，然后再抬起膝盖让手肘触碰到大腿。

做 20 秒，休息 10 秒，循环 3 次

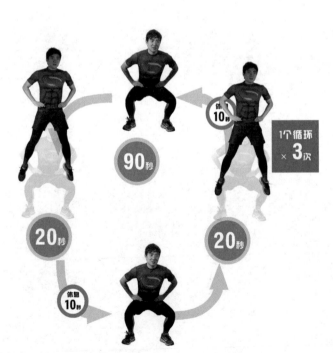

双手叉腰下蹲，然后向上跳起，双脚打开。落地的同时做一个深蹲然后再次跳起。

做 20 秒，休息 10 秒。循环 3 次

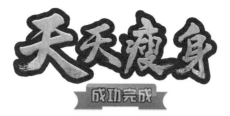

恭喜你又完成了一次训练！无须挑战别人，只为超越自己。

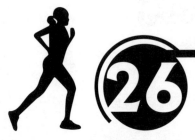

加油，你是最胖的！减肥，我们是认真的

人就怕认真，决定要跑步就成为一个跑者，让运动融入生活；要健身就练出腹肌马甲线；要做销售就提供最好的产品给用户；要写作就变成一名作家，写出对读者真正有价值的文章。做什么就要像什么，要足够努力和勤奋，每做一种人都要做得十分像样，对一件事不做则已，要做就要彻底。

瘦身的马太效应

企业和企业之间的竞争大都靠资源优势。资源优势可以被资本瓦解，使用金钱能形成垄断占据优势。资本进入市场以后，流量也好，用户也好，甚至连企业本身都可以被资本收购并购，垄断市场。

但是靠时间所积累的优势则很难被别人追上，比如每天坚持健身、跑步，用时间来积累强健的身体、健美的身材，时间越长，差距越大，自己身材优势、体能优势越明显。这就是身材的马太效应、健康的马太效应、体能的马太效应。

马太效应是圣经里的一句话："有的，还要加给他，使他有余；但凡没有的，连他所有的，也要夺过去。"意思是好的越好，坏的越坏，多的越多，少的越少，强者越强，弱者越弱。这个概念可以用在金钱上，也可以用在知识上，一个人的知识越丰富，思维和决策模型越完善，做出的决定就越正确。这使得他不断地进步并获取成功，成功的经验会继续帮助他做出更多正确的决策，赚取更多的金钱。还可以用在瘦身上，所有好身材的人都不是凭空得来的，必定有付出努力收获成果的过程。

马太效应在人类社会的各个方面普遍存在，描述了优势和劣势积累的过程。

靠时间积累的优势很难被追上，能够形成个人核心竞争力的护城河。

和自己的昨天比较

比较有两种模式："和别人比"与"和自己比"。大部分人眼光向外，时刻准备和别人一较长短，被别人的表现牵着走。

少部分的成功者，他们最常做的就是拿自己今天的表现和以前的表现做比较，只关注自我的进步和提升。

只要把对比的对象变成自己的昨天，和昨天的自己相比较今天是否有进步，是否有能力上的提升，养成习惯之后就会形成不进步就不舒服的心态和习惯，这种好习惯可以促进自己的进步和成长，让自己不断地积累优势，形成知识、能力、健康的马太效应。

查理·芒格说："你只要在晚上入睡的时候，比这一天早上起床的时候聪明一点就好了。"

只要每天都比昨天聪明一点、厉害一点、脂肪少一点，那么我们就能够获取进步，变得更好。

当你不断地和自己比较超越自我时，回过头来已经甩过别人好几条街了。

宁可一思进，不可一思停

找到自己热爱的领域，然后像对待初恋一样对待它，努力地做到极致，刻意训练达到他人所不可触及的程度。

宁可一思进，不可一思停。每天反思，每天都和昨天的自己比较是否有了进步，是否比昨天学会了更多知识；是不是比昨天更优秀，是不是比昨天懂得了更多的道理，是不是比昨天做了更多的实践，加快自己迭代的速度。

任何事物都需要经过两次创造。第一次是想象的景象，也就是看到成功之后所得到的景象，第二次创造是通过学习、实践所实现和达到的结果。

你首先要在大脑中看到自己瘦身成功后的景象，才能通过行动取得想要的结果。瘦身闭环中的认知、心理、运动、饮食、睡眠，五个环节缺一不可。

没有目标和看到的景象，内在驱动力就会少很多。虽然外部驱动力也会产生激励，但行为并不长久。只有内驱力才是长期持续行动的动力和源泉。而"持续行动"也是产生复利效应所必不可少的因素。

可以当众宣布："我的目标是减肥 20 斤，练出马甲线。"因为公开说了，就没有了退路。不给自己退路，倒逼着自己必须真干，就会拼命努力去实现自己当众宣布的目标，人就能够发挥出 120%、200% 的力量。

一切皆有可能

如果你认为自己减肥成功获得好身材是可能的，你是对的；如果你认为自己减肥成功变成易瘦体质是不可能的，你也是对的。因为"自我实现"会让事情向着你所认为的方向发展。

面对困难和挑战，我们的第一反应通常是关注不可能性：不可能在这么短的时间内减掉这么多脂肪，不可能有那么多时间运动……但只要抱着"一切皆有可能"的态度，就一定能找到解决问题的办法。

想要好身材就去得到它，想要瘦身做就去做，不要受到"不可能"的约束和禁锢。只有你相信，"不可能"才会生根发芽阻碍自己正确的行动。

我们身边可能会有减肥失败的人，他们也许会说这个不可能那个不可能，但你要知道别人失败不代表这件事情不可能，他们不可能，他们不知道怎么做，你可以。

果断地挑战不可能的事并付出努力，充满斗志，全身心投入，直到胜利，你就是人生赢家。

减肥的成功率

世上所有的事情分为两种："成功概率高的事情"和"成功概率低的事情"。

如果做一件事情成功的概率很大，就一定要坚定地去做这件事情。如果这件事情成功的概率很小，甚至几乎不可能成功，那就最好不要去做这件事情。

要对大概率成功的事持续下注，就拿减肥来说，健身就是成功概率非常高的事情，只要用正确的方法付出努力就必定能够收获成果。使用正能量瘦身法、转动瘦身闭环，减肥成功就是可以预见的大概率成功结果。

对小概率能成功的事，坚决不赌，比如买彩票、赌博等。

聪明如你，选择在一定能够获得回报的世界持续努力，在依靠运气为主的世界中把运气交给时间，这是通往成功的最优策略。

纸上得来终觉浅，绝知此事要躬行

我常常会有这样的感悟："我要是早知道就好了，我的人生可能会是另一个样子。"但是知道和做到之间有一道鸿沟，做到和得到之间还有一道鸿沟。如果没有行动，那么知道得早晚根本没有区别。所以，重要的不仅仅是知道的时间，还有践行的时间。任何事情都只有去做了才会产生改变。

希望大家都能行动起来，每日转动瘦身闭环，用认知、心理、运动、饮食、睡眠五个维度对脂肪君进行降维打击，利用"正能量瘦身法"的各种方法和技巧帮你达成瘦身目标，获得理想的身材。

我们到这个世界上来只有一次，要现在就行动起来，去成为自己想要成为的人。我们不追求完美但要做到最好，不与他人攀比但要尽己所能。笑对成功与失败，激励自己行动起来，追求梦想实现自我价值。我们无须竞争，无须比较，我们只需接受自己、提升自己，每日精进，天天瘦身，一天一次，每次一步，不要拖延，不要放弃，因为我们到这个世界上来只有一次。

下一步 行动

☐ 1. 从现在开始用时间积累优势，形成瘦身的马太效应。

☐ 2. 在瘦身这种大概率能够成功的事件上持续下注，持续行动、持续进步、持续改变，我们终将收获更好的自己。

每天
三分钟
燃脂运动

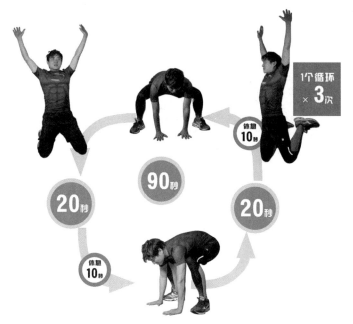

双腿分开站立，脚尖向外，膝盖弯曲，下蹲双手平放在两脚之间的地板上。腿部和臀部发力向上跳起，同时把双手向上伸展。把脚后跟向臀部靠近，落下时双脚同时落地膝盖弯曲。

做 20 秒，休息 10 秒，循环 3 次

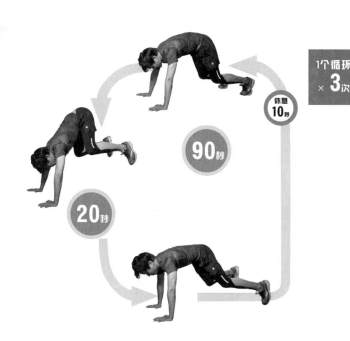

双手撑地，双脚尖着地，身体绷紧弓起，双脚向前跳，使膝盖靠近手肘，把身体重心放在双手上。在双脚落地前快速把双脚伸回起始位置。

TIPS: 此动作直接在地板上做，不要使用垫子，容易打滑。

做 20 秒，休息 10 秒。循环 3 次

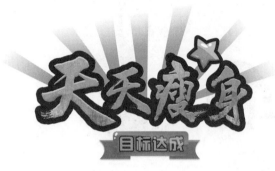

目标达成

恭喜你又完成了一次训练！总是有人要赢的，那为什么不能是我们呢？

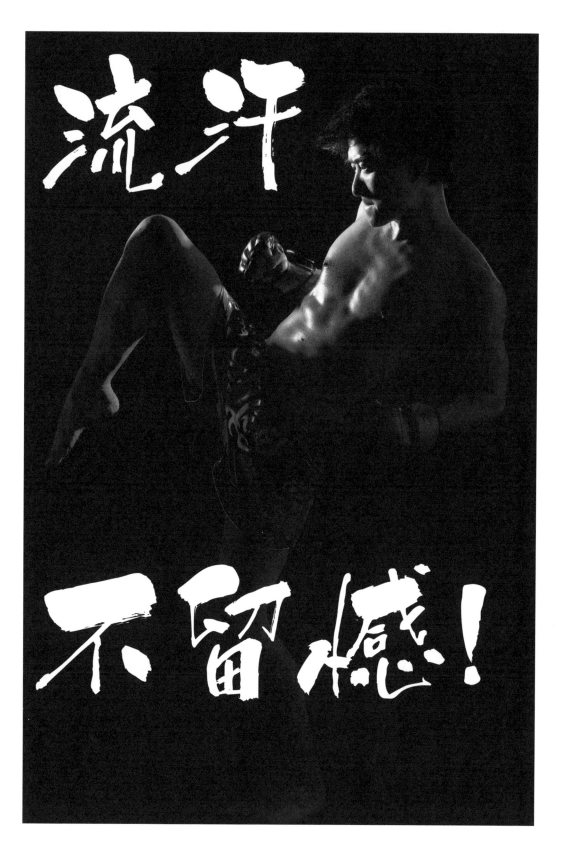

读 者 意 见 反 馈 表

亲爱的读者：

感谢您对中国铁道出版社有限公司的支持，您的建议是我们不断改进工作的信息来源，您的需求是我们不断开拓创新的基础。为了更好地服务读者，出版更多的精品图书，希望您能在百忙之中抽出时间填写这份意见反馈表发给我们。随书纸制表格请在填好后剪下寄到：北京市西城区右安门西街8号中国铁道出版社有限公司综合编辑部 巨凤 收（邮编：100054）。或者采用传真（010-63549458）方式发送。此外，读者也可以直接通过电子邮件把意见反馈给我们，E-mail地址是：herozyda@foxmail.com。我们将选出意见中肯的热心读者，赠送本社的其他图书作为奖励。同时，我们将充分考虑您的意见和建议，并尽可能地给您满意的答复。谢谢！

- -

所购书名：_____

个人资料：

姓名：_____ 性别：_____ 年龄：_____ 文化程度：_____

职业：_____ 电话：_____ E-mail：_____

通信地址：_____ 邮编：_____

- -

您是如何得知本书的：

□书店宣传 □网络宣传 □展会促销 □出版社图书目录 □老师指定 □杂志、报纸等的介绍 □别人推荐
□其他（请指明）_____

您从何处得到本书的：

□书店 □邮购 □商场、超市等卖场 □图书销售的网站 □培训学校 □其他

影响您购买本书的因素（可多选）：

□内容实用 □价格合理 □装帧设计精美 □带多媒体教学光盘 □优惠促销 □书评广告 □出版社知名度
□作者名气 □工作、生活和学习的需要 □其他

您对本书封面设计的满意程度：

□很满意 □比较满意 □一般 □不满意 □改进建议

您对本书的总体满意程度：

从文字的角度 □很满意 □比较满意 □一般 □不满意
从技术的角度 □很满意 □比较满意 □一般 □不满意

您希望书中图的比例是多少：

□少量的图片辅以大量的文字 □图文比例相当 □大量的图片辅以少量的文字

您希望本书的定价是多少：

本书最令您满意的是：

1.

2.

您在使用本书时遇到哪些困难：

1.

2.

您希望本书在哪些方面进行改进：

1.

2.

您需要购买哪些方面的图书？对我社现有图书有什么好的建议？

您更喜欢阅读哪些类型和层次的理财类书籍（可多选）？

□入门类 □精通类 □综合类 □问答类 □图解类 □查询手册类 □实例教程类

您在学习计算机的过程中有什么困难？

您的其他要求：